AF465446

ASILE DÉPARTEMENTAL D'ALIÉNÉS

DE SAINTE-GEMMES-SUR-LOIRE (MAINE-ET-LOIRE)

**COMPTE MORAL ET ADMINISTRATIF**

ET

# RAPPORT MÉDICAL

DE L'EXERCICE 1875

## CHAPITRES ADDITIONNELS

AU BUDGET DE 1876

ET

# BUDGET PRIMITIF

DES RECETTES ET DES DÉPENSES

**DE L'EXERCICE 1877**

**Présentés à M. le Préfet de Maine-et-Loire**

PAR

M. LE DOCTEUR V. COMBES

Directeur-Médecin en chef de l'Asile

ANGERS

IMPRIMERIE P. LACHÈSE, BELLEUVRE ET DOLBEAU

13, — Chaussée Saint Pierre — 13.

1876

ASILE DÉPARTEMENTAL D'ALIÉNÉS

DE SAINTE-GEMMES-SUR-LOIRE (MAINE-ET-LOIRE)



## COMPTE MORAL ET ADMINISTRATIF

ET

# RAPPORT MÉDICAL

DE L'EXERCICE 1875

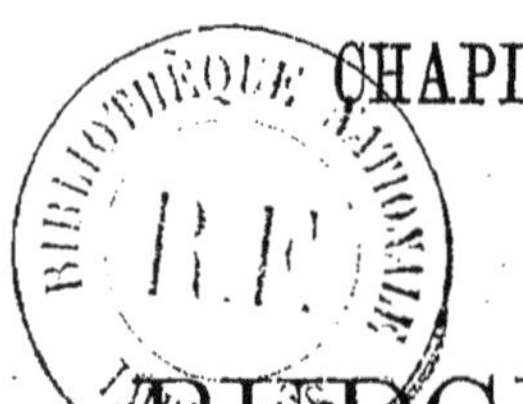

## CHAPITRES ADDITIONNELS

AU BUDGET DE 1876

ET

# BUDGET PRIMITIF

DES RECETTES ET DES DÉPENSES

**DE L'EXERCICE 1877**

**Présentés à M. le Préfet de Maine-et-Loire**

PAR

M. LE DOCTEUR V. COMBES

Directeur-Médecin en chef de l'Asile

ANGERS

IMPRIMERIE P. LACHÈSE, BELLEUVRE ET DOLBEAU

13, — Chaussée Saint-Pierre — 13.

1876

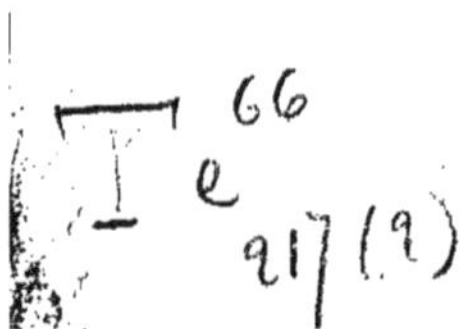

MAINE-ET-LOIRE

# ASILE DÉPARTEMENTAL D'ALIÉNÉS

DE

SAINTE-GEMMES-SUR-LOIRE

# COMPTE MORAL ET ADMINISTRATIF

DE L'EXERCICE 1875

MONSIEUR LE PRÉFET,

J'ai l'honneur de vous adresser le compte administratif de l'Asile public des aliénés de Sainte-Gemmes-sur-Loire pour l'exercice 1875.

Comme dans les rapports précédents de même nature, je passerai en revue tous les faits qui se sont présentés dans le cours de l'année et je donnerai pour chaque recette et chaque dépense tous les renseignements qui me paraîtront utiles. Je ferai également connaître les résultats matériels que nous avons obtenus et l'état actuel des services en indiquant en même temps leurs principaux besoins.

Les ressources de l'Asile consistent principalement en :

1° Produit des journées des aliénés traités au compte du département de Maine-et-Loire;

2° Produit des journées des aliénés traités au compte des ministères et des départements étrangers, particulièrement celui de la Seine ;

3° Produit des journées des aliénés traités aux frais des familles ;

4° Produit de l'exploitation de la ferme et des jardins et de plusieurs autres recettes de moindre importance ;

5° Intérêts de fonds placés au Trésor et rente de 220 fr. sur l'Etat.

Les résultats du compte, disons-le tout de suite, ont été satisfaisants, grâce à une diminution du prix des denrées et de divers autres approvisionnements et à une augmentation du nombre des pensionnaires ; nous n'avons eu aucun embarras matériel et financier, les approvisionnements ont été effectués facilement, sauf, toutefois, celui des fourrages et litières, encore ce dernier a-t-il été fait à des conditions relativement avantageuses.

D'après les prévisions budgétaires :

| | | |
|---|---|---|
| Les recettes ont été dépassées de. . . . | 19,241 fr. | 14 |
| et les dépenses n'ont pas été atteintes de. . | 29,533 | 30 |

Et le résultat du compte porte :

| | | |
|---|---|---|
| En recettes. . . . . . . . . . . . . | 420,835 | 69 |
| En dépenses. . . . . . . . . . . . . | 338,144 | 26 |
| Ce qui donne un excédant de recettes de. | 82,691 | 43 |

Pour faire connaître plus complétement la situation financière générale de l'Asile, j'ajouterai les renseignements suivants :

1° Il n'y a point de dettes qui ne figurent pas au compte ;

2° Il n'y a point de restes à payer ;

3° Les restes à recouver d'après les titres et actes justificatifs s'élèvent à. . . . . . . . . . . . 119 fr. 60

| | | |
|---|---|---|
| 4° Les restes en magasin au 31 décembre 1875 sont évalués en argent à. . . . . . | 82,116 | 10 |
| Au 31 décembre 1874 ils s'élevaient à. . . | 72,330 | 83 |
| Soit pour 1875 une plus-value de. . . . | 9,785 fr. | 27 |

| | | |
|---|---|---|
| Ajoutant à l'excédant des recettes soit. . . | 82,691 fr. | 43 |
| Le montant des restes à recouvrer. . . . | 119 | 60 |
| Et la plus-value des restes en magasin. . . | 9,785 | 27 |
| On arrive au total de. . . . . . . . . | 92,596 | 30 |

| | | |
|---|---|---|
| Le résultat du compte de 1874 étant un excédant de recettes de. . . . . . . . . . . | 44,090 | 18 |
| Le boni propre à l'exercice 1875 s'élève en apparence à. . . . . . . . . . . . . | 48,506 | 12 |
| Je dis en apparence parce que dans ce résultat figure une somme de . . . . . . . . | 8,906 | 32 |
| Qui était un reste à recouvrer de 1874. | | |

| | | |
|---|---|---|
| Le résultat définitif propre à 1875 est donc un boni de . . . . . . . . . . . . . . . . . | 39,599 fr. | 80 |
| Dont en argent . . . . . . . . . . . | 29,814 | 53 |
| Et en plus-value de provisions. . . . . | 9,785 | 27 |

Quant à l'évaluation des valeurs passives, elle peut être arrêtée ainsi :

| | | |
|---|---|---|
| Bâtiments et terrains. . . . . . . . . | 786,700 fr. | » |
| Mobilier, d'après l'inventaire au 31 décembre 1875 . . . . . . . . . . . . | 145,086 | 83 |
| Lingerie, d'après l'inventaire au 31 décembre 1875. . . . . . . . . . . . . . | 98,341 | 60 |
| Ecurie, vacherie, animaux de basse-cour. | 12,720 | » |
| Total. . . | 1,042,848 | 43 |

L'évaluation des bâtiments et terrains qui avait déjà été augmentée l'année dernière de 23,000 fr. environ, pour les travaux neufs de la buanderie et les appropriations exécutées pour les logements de divers fonctionnaires et employés, a encore été élevée cette année-ci de 9,620 f. par suite de l'appropriation en dortoirs de deux greniers, l'un chez les hommes et l'autre chez les femmes.

La valeur du mobilier a été augmentée de 2,755 fr. 43 et les articles sur lesquels cette augmentation a principalement porté sont : la literie, la fumisterie, tapis de passage et descentes de lit, ornement ecclésiastique, cuviers pour la buanderie, batterie de cuisine et harnais.

La lingerie et le vestiaire présentent une augmentation assez considérable (11,016 fr. 05); elle s'explique par la raison que la plupart des objets inscrits à l'inventaire de 1874 ont été maintenus comme bons; que des matières achetées également en 1874 n'ont été travaillées qu'en 1875, et que tout a été réuni à ce qui est entré dans cette dernière année.

L'inventaire de la ferme est également augmenté de 2,700 fr. par suite de l'achat de deux chevaux et de deux vaches.

J'ai déjà dit que les restes en magasin au 31 décembre 1875 présentaient sur ceux de 1874 une plus-value de 9,785 fr. 27;

Cette augmentation portait sur la farine (7,000 fr.), les fagots de bois (900 fr.), les fourrages et l'avoine (2,400 fr.).

## MOUVEMENT GÉNÉRAL DE LA POPULATION.

Le mouvement général de la population a été moins considérable en 1875 qu'en 1874. Le nombre des sorties a été un peu plus considérable, celui des décès à peu près égal, et celui des admissions bien moindre.

La diminution a porté sur les malades traités au compte du département.

| | |
|---|---|
| Le nombre des aliénés présents le 1er janvier était de . . . . . . . . . . . . . . . . | 689 |
| Le nombre des admissions a été de. . . . . | 150 |
| Ce qui donne pour total des aliénés traités. . . | 839 |
| D'un autre côté le chiffre des sorties et des décès étant de. . . . . . . . . . . . . . . | 195 |
| On retrouve au 31 décembre la population à. . | 644 |
| D'après le nombre des journées de présence. . | 242,188 |
| La moyenne quotidienne peut être fixée à. . . | 663 |
| En 1874 elle était à 683, en 1873 à 650, en 1872 à | 652 |

Au budget elle avait été prévue à 654.

Le tableau ci-après présente tous les détails du mouvement de la population pendant l'année 1875; on y remarque une diminution dans les présences d'aliénés au compte du département de Maine-et-Loire et celles d'autres départements et des ministères, et une augmentation dans celles des aliénés aux frais des familles (2e et 4e classes, les 1re et 3e classes ayant à peu près le même nombre.)

Sans insister sur l'importance qu'a le chiffre de la population sur le fonctionnement plus ou moins économique des divers services de l'asile, surtout le chiffre de la population qui paie un prix de pension plus élevé que celui du département, je répéterai que ce chiffre n'influe principalement que sur les dépenses de nourriture et de vêture et qu'il est d'une moindre importance pour les dépenses dites générales. Dans une certaine limite, plus nombreuse est la population, moins lourdes sont les dépenses générales. Mais, dans les conditions restreintes et défectueuses dans lesquelles se trouvent actuellement les bâtiments de l'Asile de Sainte-Gemmes, il n'est, à aucun titre, désirable que sa population augmente, ni dans la catégorie des aliénés des classes inférieures de pension, ni même dans celle des aliénés des classes supérieures.

## Mouvement général de la population de l'Asile pendant l'année 1875.

| PRIX DE LA JOURNÉE. | DÉSIGNATION des CATÉGORIES. | POPULATION au 1er JANVIER. | | | ADMISSIONS dans L'ANNÉE. | | | TOTAL des PRÉSENCES pendant l'année. | | | SORTIES. | | | DÉCÈS. | | | TOTAL DES SORTIES et décès. | | | POPULATION au 31 DÉCEMBRE. | | | RÉSULTAT DÉFINITIF par suite de mutations intérieures | | |
|---|---|---|---|---|---|---|---|---|---|---|---|---|---|---|---|---|---|---|---|---|---|---|---|---|---|---|
| | | Hommes. | Femmes. | Total. | Hommes. | Femmes. | Total. | Hommes. | Femmes. | Total. | Hommes. | Femmes. | Total. | Hommes. | Femmes. | Total. | Hommes. | Femmes. | Total. | Hommes. | Femmes. | Total. | Hommes. | Femmes. | Total. |
| | Aliénés au compte : | | | | | | | | | | | | | | | | | | | | | | | | |
| 1 fr. 05 | Du département. | 211 | 285 | 496 | 37 | 42 | 79 | 248 | 327 | 575 | 21 | 29 | 50 | 26 | 44 | 70 | 47 | 73 | 120 | 201 | 254 | 455 | 202 | 259 | 461 |
| 1 30 | Des divers ministères. | 4 | 1 | 5 | 9 | 2 | 11 | 13 | 3 | 16 | 3 | 2 | 5 | 2 | » | 2 | 5 | 2 | 7 | 8 | 1 | 9 | 4 | » | 4 |
| 1 11 | Des familles (1re classe). | 5 | 9 | 14 | 2 | » | 2 | 7 | 9 | 16 | 3 | 1 | 4 | » | 1 | 1 | 3 | 2 | 5 | 4 | 7 | 11 | 4 | 8 | 12 |
| 2 74 | — (2e classe). | 9 | 8 | 17 | 1 | 4 | 5 | 10 | 12 | 22 | 1 | 3 | 4 | 2 | » | 2 | 3 | 3 | 6 | 7 | 9 | 16 | 7 | 9 | 16 |
| 1 65 | — (3e classe). | 16 | 24 | 40 | 13 | 6 | 19 | 29 | 30 | 59 | 9 | 7 | 16 | 1 | » | 1 | 10 | 7 | 17 | 19 | 23 | 42 | 17 | 22 | 39 |
| 1 20 | — (4e classe). | 19 | 24 | 43 | 13 | 13 | 26 | 32 | 37 | 69 | 8 | 4 | 12 | 2 | 6 | 8 | 10 | 10 | 20 | 22 | 27 | 49 | 22 | 23 | 45 |
| 1 30 | Des départements étrangers. | 17 | 57 | 74 | 7 | 1 | 8 | 24 | 58 | 82 | 4 | 2 | 6 | 8 | 6 | 14 | 12 | 8 | 20 | 12 | 50 | 62 | 17 | 50 | 67 |
| | | 281 | 408 | 689 | 82 | 68 | 150 | 363 | 476 | 839 | 49 | 48 | 97 | 41 | 57 | 98 | 90 | 105 | 195 | 273 | 371 | 644 | 273 | 371 | 644 |

Le résultat définitif figurant dans la dernière colonne est une rectification devenue nécessaire par suite de diverses mutations intérieures :

Plusieurs aliénés placés d'abord volontairement et au compte de leurs familles ont dû, plus tard, faute de ressources suffisantes, être maintenus au compte du Département, et des pensionnaires sont passés, dans le cours de l'année, d'une classe de pension à une autre; enfin des aliénés condamnés, au compte du Ministère de l'Intérieur, sont passés, à l'expiration de leur peine, au compte des départements dans lesquels ils avaient leur domicile de secours.

Maintenant j'aborde les détails du compte :

## RECETTES.

Les recettes de toute nature devaient s'élever, d'après les budgets primitif et additionnel à. . . . . 401,714 fr. 15

D'après le compte, les recettes effectuées à la clôture de l'exercice s'élèvent à. . . . 420,835 69

J'ai dit plus haut qu'il y avait aussi d'après les droits constatés des restes à recouvrer montant à. . 119 fr. 60

### CHAPITRE PREMIER. — Recettes ordinaires.

Prévues au budget à 348,250 francs 95 c., elles ont monté à. . . . . . . . . . . . . . . . . . 367,475 fr. 19

Et il y a en plus un reste à recouvrer de. 16 90

#### SECTION PREMIÈRE. — RECETTES EN ARGENT.

Article 1er. *Fermage en argent de biens ruraux.* . Néant. L'asile exploite tous ses terrains.

Art. 2. *Rentes sur l'Etat.* . . . . . . . . . . 220 fr.

Intérêt d'un capital de 4,600 fr. versé à la caisse de l'Asile en 1853 (suivant acte notarié en date du 14 mai 1853) pour l'entretien à forfait de l'aliéné Delaigle, Désiré. Cet individu est décédé à l'établissement le 9 janvier 1875. Le capital dont nous inscrivons ici le revenu appartient désormais à l'Asile en toute propriété et sans aucune charge.

Art. 3. *Intérêts de fonds placés au Trésor.* . . . 3,434 fr. 83

Au budget on avait prévu 2,000 fr. Les conditions favorables de l'année ont permis non-seulement de ne pas retirer du Trésor l'excédant de l'année précédente mais encore, à différentes reprises d'y ajouter de nouvelles réserves.

Art. 4. *Aliénés au compte du département de Maine-et-Loire.* . . . . . . . . . . . . . . . 181,717 fr. 20

pour 575 aliénés traités (474 présences) et 173,064 journées à 1 fr. 05,

Au budget on avait prévu 480 présences (200 hommes et 280 femmes), ou 175,200 journées donnant 183,960 fr.

Nous avons vu plus haut que la diminution de la population de l'Asile avait porté principalement sur la catégorie des aliénés traités au compte du département, circonstance dont on ne peut que se féliciter.

Je montrerai plus loin au tableau du prix de revient que le prix de journée payé par le département, soit 1 fr. 05, a été, malgré les conditions favorables de l'année, inférieur de 2 centimes au prix que nous a coûté chaque journée soit 1 fr. 07. Les aliénés du département nous auraient occasionné un déficit de près de 3,600 fr., si, dans la même catégorie du régime commun n'avaient figuré des pensionnaires de 4e classe (15,678 journées) qui paient 1 fr. 20 par jour, et des aliénés au compte des départements étrangers et des administrations publiques (27,735 journées), qui paient 1 fr. 30.

Dans les précédents rapports l'Administration de l'Asile demandait la fixation du prix de journée à 1 fr. 10, et ce n'était que se rapprocher de la réalité parce qu'on avait calculé que la moyenne du prix de revient pour les cinq années de 1870 à 1874 devait être fixée à 1 fr. 11. Le prix de revient pour 1875 change très-peu de chose à cette fixation; s'il l'affaiblit un peu il ne peut l'abaisser encore à 1 fr. 10.

La recette de l'art. 4 est formée comme suit :

| | | |
|---|---|---|
| Contingent départemental. . . . | 145,654 fr. | 79 |
| Concours des communes . . . . | 26,684 | 25 |
| Concours des familles . . . . . | 9,378 | 16 |
| Total. . . . . . | 181,717 fr. | 20 |

Art. 5. *Aliénés au compte d'autres départements.* 33,417 f. 80 pour 82 aliénés traités et 25,719 journées à 1 fr. 30.

Il y a encore un reste à recouvrer (16 fr. 90) dû par le département de Seine-et-Oise, pour 13 journées passées à l'Asile par l'aliéné Gosselin.

| | | |
|---|---|---|
| Au budget on avait prévu 25,550 journées donnant (à 1 fr. 30 par jour). . . . . . . . . . . | 33,215 fr. | » |
| Dans cette recette le département de la Seine figure pour. . . . . . . . . . . | 29,932 | 50 |
| représentant 23,025 journées. Le complément de la recette . . . . . . . . . . . . | 3,502 | 20 |

produit de 6,694 journées, concerne 5 aliénés de la Loire-Inférieure, 1 de la Vienne (décédée) et 1 de la Vendée, maintenus à l'Asile au compte de leurs départements respectifs; 2 aliénés de la Sarthe dont le domicile de secours n'a été reconnu qu'après la séquestration (rapatriés); 2 aliénés d'Ille-et-Vilaine, 1 des Côtes-du-Nord, 1 de Loir-et-Cher et 1 de Seine-et-Oise, venus de la maison centrale de Fontevrault et dont 2 sont morts et les autres ont été reconduits dans leurs départements.

Art. 6. *Aliénés militaires* . . . . . . . . . 337 fr. 02
pour 1 militaire (officier) et 123 journées à 2 fr. 74 par jour.

Au budget on avait prévu 1 présence et 365 journées à 1 fr. 30, soit . . . . . . . . . . . . . 474 fr. 50
La prévision ne concernait qu'un simple soldat.

Art. 7. *Aliénés des maisons centrales* (Ministère de l'Intérieur) *et aliénés en observation au compte du Ministère de la Justice*. . . . . . . . . . . . . . . . 2,460 fr. 90
pour 13 condamnés et 2 prévenus en observation, 1,893 journées à 1 fr. 30.

On avait prévu 3 condamnés et 1,095 journées, soit . . . . . . . . . . . . . 1,423 fr. 50

Art. 8. *Aliénés au compte des familles* (1re cl.) 19,341 66
pour 16 aliénés et 4,706 journées à 4 fr. 11.

Au budget 10 aliénés et 3,650 journées, soit . . . . . . . . . . . . . . . 15,001 50

Art. 9. *Aliénés au compte des familles* (2e cl.) 17,410 47
pour 1 aliéné et 50 journées à 2 fr. 47 (ancien tarif). . . . . . . . . . . . . . . 145 73
et 23 aliénés et 6,301 journées à 2 fr. 74 (nouveau tarif) . . . . . . . . . . . . . 17,264 74

Au budget on n'avait prévu que 5,110 journées, soit . . . . . . . . . . . . . 13,902 85

Art. 10. *Aliénés au compte des familles* (3e cl.) 24,127 95
pour 58 aliénés et 14,623 journées à 1 fr. 65.

Au budget on n'avait prévu que 38 aliénés et 13,870 journées, soit. . . . . . . . . 22,885 50

Art. 11. *Aliénés au compte des familles* (4e cl.) 18,898 60

pour 2 aliénés et 450 journées à 500 fr. par an (ancien tarif) . . . . . . . . . . . . 625 fr. »
et 66 aliénés, 15,228 journées à 1 fr. 20 (nouveau tarif) . . . . . . . . . . . . . . 18,273 60

Au budget on n'avait prévu que 38 aliénés, 13,870 journées, soit. . . . . . . . . . 16,768 10

En résumé, l'ensemble des recettes provenant des quatre classes de pension au compte des familles, soit 79,778 fr. 68 dépasse encore de 11,220 fr. 73 les prévisions budgétaires, soit . . . . . . . . . . . 68,557 95 et de 4,364 fr. 64 la recette de 1874 qui avait été la plus élevée jusqu'alors.

Voici les recettes du pensionnat dans les huit dernières années :

| | | | | | |
|---|---|---|---|---|---|
| En 1868 . . | 64,994 fr. | 16 | En 1872 . . | 67,578 fr. | 09 |
| 1869 . . | 60,022 | 81 | 1873 . . | 69,964 | 98 |
| 1870 . . | 63,880 | 77 | 1874 . . | 75,414 | 04 |
| 1871 . . | 64,504 | 47 | 1875 . . | 79,778 | 68 |

On ne peut que répéter ce que j'ai déjà dit à propos des recettes produites par le pensionnat : « quand on connaît les éléments dont nous pouvons disposer pour le traitement de cette catégorie d'aliénés, on peut s'étonner avec raison d'un pareil résultat, et si l'on considère que sur cette recette l'Asile bénéficie du quart au sixième, suivant les années, on trouve un nouveau et puissant argument en faveur de la création d'un pensionnat confortable et isolé. »

Art. 11 *bis*. *Trop perçu*. Prévision de 200 fr. pour mémoire seulement.

Art. 12. *Domestiques au compte des familles* . 4,011 fr. 60 pour 6 ou 7 domestiques à raison de 600 fr. par an.

On n'avait prévu au budget que 3,000 fr., la recette de 1874 n'avait atteint que 3,293 fr. 85. — Cette recette ne pourrait également qu'augmenter si les pensionnats recevaient plus de développements. Une dépense correspondante à cet article a été inscrite pour la première fois au budget de 1876.

Art. 13. *Montant de la vente des os et objets hors de service* . . . . . . . . . . . . . . . . 1,888 fr. 81

Au budget 1,200 fr. Recette de 1874 : 1,485 fr. 73.

La recette se décompose ainsi :

| | | | |
|---|---|---|---|
| Vieilles futailles à 2 fr. 25 l'une . | 112 fr. | 50 | 1,888 fr. 81 |
| Ferraille et vieux cuivre . . . | 350 | 43 | |
| Os de viande . . . . . . . . | 951 | 90 | |
| Chiffons mélangés . . . . . | 473 | 98 | |

Art. 14. *Montant de la vente des produits excédant les besoins de l'Asile* . . . . . . . . . . . . . . . 1,177 fr. 80

Au budget 2,000 fr. Recette de 1874 : 2,835 fr. 70.

La recette se décompose comme suit :

| | | | |
|---|---|---|---|
| 1 vache réformée pour vieillesse. | 255 fr. | » | 1,177 fr. 80 |
| 5 veaux (3 femelles à 60 fr. l'un, 2 mâles à 90 fr.) . . . . . | 360 | » | |
| 2 saillies par le taureau (à 10 fr.) | 20 | » | |
| Lait vendu à des fonctionnaires (624 litres à 20 c.) . . . . | 124 | 80 | |
| Braises 70 d. déc. à 40 c. et 1,300 d. déc. à 30 c. . . . . . . | 418 | » | |

La diminution considérable de cette recette provient de causes multiples : Nous avons fait tuer un certain nombre de veaux pour la consommation de l'Asile ; le taureau ayant éprouvé un accident (fracture de hanche) n'a fait que très-peu de saillies pour des vaches étrangères ; il n'a été vendu ni charrée ni osier ; la braise n'a pu être vendue que 30 c. au lieu de 40 c. le double décalitre ; enfin il faut ajouter que la recette de 1874, qui était beaucoup plus élevée, comprenait le produit de la vente d'un taureau et de deux vaches.

Je veille toujours, d'ailleurs, à ce qu'il soit fait argent de tout ce qui n'est plus utile à l'Asile ou de tout ce qu'on peut abandonner sans préjudice.

La vente du lait aux fonctionnaires non nourris est faite en vertu d'autorisation.

Art. 15. *Recettes accidentelles*. . . . . . 3,198 fr. 33

Au budget 2,500 fr. En 1874, 4,789 fr. 72. Cette dernière recette avait atteint un chiffre exceptionnellement élevé par suite de la vente d'une jument réformée, de la vente de matériaux aux entrepreneurs des travaux de la buanderie et celle d'une certaine quantité d'objets précieux ayant appartenu à des aliénés décédés.

La recette de 1875 se décompose comme suit :

1° Fourniture à divers fonctionnaires de 2,450 kil. de pain à divers prix suivant la taxe officieuse de la ville d'Angers . . . . . . . . . . . . . . . . . 737 fr. 22

2° Fourniture à divers fonctionnaires et suivant autorisations, de bois, charbon, coke, huile et bougie aux prix payés par l'Asile . . . . 229 82

3° Pension alimentaire de M. le Médecin-Adjoint (128 jours à 1 fr. 65) . . . . . . . 211 20

4° Fourniture d'une voiture de l'Asile pour la conduite d'un aliéné pensionnaire de l'Asile à la gare d'Angers. . . . . . . . . . . 6 »

5° Fonds rentrant à la caisse de l'Asile par suite du décès de divers aliénés travailleurs et en vertu de l'article 150 du réglement . . . 2,014 09

Art. 16. *Remboursement par les familles de dépenses excédant le prix de pension ou autres* . . 12,725 66

Au budget 11,000 fr. En 1874, 11,970 fr. 59.

L'augmentation signalée cette année est en rapport avec l'augmentation du nombre des pensionnaires. Cette recette n'est point en équilibre avec le chiffre porté à l'article correspondant des dépenses (6,264 fr. 40) ; et la différence, soit 6,461 fr. 26, représente :

1° Le montant de ce qui a été pris sur les approvisionnements communs. . . . . . . . . . . 2,324 fr. 47

2° Le montant des abonnements à forfait pour entretien du trousseau et pour blanchissage . 3,998 79

3° Remboursement de certains frais de sépulture (bières) . . . . . . . . . . . . . 138 »

Art. 16 *bis*. *Remboursement d'avances pour frais de transport d'aliénés* . . . . . . . . . 64 »

Au budget 500 fr. En 1874, 208 fr. 40.

La recette de 1875 comprend 58 fr. pour le transport de l'aliéné Domalain à l'Asile de Dinan, et 6 fr. pour une indemnité de route à 2 militaires chargés de conduire un officier aliéné à l'Asile de Nancy.

Art. 16 *ter*. *Remboursement d'avances pour frais de procédure* : Néant.

Au budget il avait été prévu 200 fr.

### SECTION II. — REVENUS EN NATURE ET PRODUIT DU TRAVAIL DES ALIÉNÉS.

Art. 17. *Revenus en nature :*

1° La partie réservée pour la consommation de l'Asile . . . . . . . . . . . . . . 13,986 fr. 96

2° La partie vendue au dehors (ci pour ordre 1,177 fr. 80), voir l'art. 14.

Art. 18. *Produit du travail des aliénés :*

1° La partie réservée pour la consommation de l'Asile . . . . . . . . . . . . . . 29,055 60

2° La partie vendue au dehors. . . . . . Néant.

*Nota.* — Je ne m'occuperai de ces deux articles qu'après avoir examiné toutes les recettes et les dépenses en argent.

Total du chapitre I^er^. Recettes ordinaires . 367,475 fr. 19

## CHAPITRE II. — Recettes extraordinaires.

Néant.

## CHAPITRE III. — Recettes supplémentaires.

Prévues au budget à 53,463 fr. 20, elles se sont élevées à . . . . . . . . . . . . . . . . . . 53,360 fr. 50

et, de plus, il y a un reste à recouvrer de . . 102 70

### SECTION PREMIÈRE. — REPORTS.

Article premier. *Excédant de l'exercice précédent* (1874) . . . . . . . . . . . . 44,090 fr. 18

### RESTES A RECOUVRER DU MÊME EXERCICE.

Art. 2. *Aliénés au compte du département de Maine-et-Loire* . . . . . . . . . . . . 8,906 32

Cette somme due pour l'exercice 1874 nous a été payée le 30 octobre 1875.

SECTION II. — RECETTES NON PRÉVUES AU BUDGET DE 1875.

Art. 3. *Aliénés au compte d'autres départements.* . 364 fr. pour 280 journées (27 mars au 31 décembre 1874) à 1 fr. 30 de l'aliéné Jucquois Delphin, qui a été reconnu par le département de la Seine. Cette somme a été versée à la caisse de l'Asile le 31 mars 1876.

Le chapitre additionnel au budget prévoyait aussi à cet article une somme de 102 fr. 70 pour 79 journées de présence (16 juillet au 13 septembre) de la nommée Painglain, Eugénie, du département de Seine-et-Oise ; elle n'a point encore été recouvrée.

Total du chapitre III. Recettes supplémentaires . . . . . . . . . . . . . . . 53,360 fr. 50

Total général des recettes effectuées . . 420,835 69

Total des restes à recouvrer . . . . . 119 60

## DÉPENSES.

Les dépenses de toutes sortes, d'après le budget de 1875 (primitif et additionnel), devaient s'élever à . 367,677 fr. 56

D'après le compte, les dépenses effectuées se sont élevées à. . . . . . . . . . . 338,144 26

J'ai déjà dit plus haut qu'il n'y avait pas de restes à payer.

### CHAPITRE PREMIER. — Dépenses ordinaires.

Prévues au budget à 353,292 fr. 56, elles se sont élevées à. . . . . . . . . . . . . . . . . 326,436 fr. 84

SECTION PREMIÈRE. — DÉPENSES EN ARGENT.

Article premier. *Traitement du Directeur-Médecin* 5,000 fr.

3e classe du grade. Arrêté ministériel d'août 1867. — Pas d'observation.

Art. 2. *Traitement du Receveur-Econome* . . . 3,500 fr.
Arrêté préfectoral du 9 août 1867. — Pas d'observation.

Art. 3. *Traitement des employés de l'Administration* . . . . . . . . . . . . . . . 4,399 fr. 96
(au budget 4,400 fr.). — Cette dépense est ainsi répartie :

| | | |
|---|---|---|
| Traitement du Secrétaire de la Direction . . . . . . . . | 2,499 fr. 96 | 4,399 fr. 96 |
| Traitement du Sous-Économe . | 1,500 » | |
| Traitement du Commis de la recette et de l'économat . . | 400 » | |

Le Secrétaire de la Direction (M. Gallois) depuis le 15 avril 1865 et le Sous-Économe (M. Planchenault), depuis le 1er janvier 1873, ne reçoivent qu'un traitement en argent et n'ont droit à aucun avantage en nature.

Pas d'observation, si ce n'est que les 0,04 c. à annuler appartiennent au traitement du Secrétaire de la Direction.

Art. 4. *Traitement des fonctionnaires et employés du service médical*. . . . . . . . . . . . . . 3,633 fr. 89
Au budget 3,800 fr., à annuler 166 fr. 11 ; en 1874, 3,701 fr. 70.

La dépense se décompose ainsi :

| | | |
|---|---|---|
| Traitement du médecin-adjoint: du 1er janvier au 16 août (2,600 fr., ancienne 1re classe). . . . . . . | 1,632 f. 24 | 3,633 89 |
| du 1er septembre au 31 décembre (2,500 fr., nouvelle 2e classe). . . | 833 33 | |
| Traitement d'un élève interne (600 fr. par an). . . . . . . . | 600 » | |
| Traitement d'un deuxième interne (avec interruption de 19 jours). . . . . . . . . . . | 568 32 | |

M. le Dr Dufour, médecin-adjoint (à 2,600 fr.), nommé au même titre à l'Asile de Bron, près Lyon, a quitté l'Asile le 16 août et n'a été remplacé que le 1er septembre suivant, par M. le Dr Deboudt, nommé par arrêté préfectoral, en date du 31 juillet (2,500 fr.).

L'emploi de deuxième interne n'a pas eu de titulaire pendant 19 jours; M. Coutand, entré en fonctions le 6 janvier, a quitté l'Asile le 31 août et n'a été remplacé que le 15 septembre suivant, par M. A. Cesbron, nommé interne par arrêté préfectoral, en date du 9 septembre.

Art. 5. *Traitement de l'architecte.* . . . . Néant.
(Voir, pour les honoraires de l'architecte, en 1875, les articles 31, chapitre Ier, et 4, chapitre III.)

Art. 6. *Traitement de l'aumônier* (au budget 1,500 fr.). . . . . . . . . . . . . . . 1,500 fr. »
Arrêté préfectoral en date du 16 septembre 1861. Pas d'observation.

Art. 7. *Traitement des sœurs* . . . . . . 2,900 fr. »
au budget, 2,900 fr. — 1 supérieure
à 200 fr. . . . . . . . . . . 200 fr.
et 18 sœurs à 150 fr. . . . . . . 2,700 fr. Pas d'observation.

Art. 8. *Solde des préposés et servants* . . . 19,860 fr. 58
Au budget, 21,000 fr.; à annuler, 1,139 fr. 42.
Dépense de 1874, 19,856 fr. 51.

Le reliquat n'est aussi élevé que parce que, dans cette catégorie d'employés, le mouvement a été encore assez considérable et qu'un grand nombre d'entr'eux n'ont été payés qu'aux derniers prix du tarif transitoire adopté, et, enfin, que divers services généraux n'ont pas toujours été pourvus.

Mais, comme je l'ai déjà affirmé en plusieurs circonstances, on peut être convaincu que si ces employés étaient plus stables, le crédit ordinaire serait à peine suffisant; il ne faudrait pas, d'ailleurs, s'en plaindre; tous les services généraux et de surveillance y gagneraient beaucoup. Dans mes demandes successives, j'ai du reste été compris par l'Administration et le Conseil général, puissé-je l'être également par la population dans laquelle nous recrutons nos employés, nos recherches deviendraient plus faciles et nous serions mieux secondés dans nos soins aux malades qui nous sont confiés.

Je reviendrai à la fin de ce rapport sur la composition du personnel. On peut également consulter à ce sujet le tableau annexe E et le verso de la couverture du budget. Quant à la fixation des salaires, voici le tarif adopté et qui est maintenant en vigueur.

Dans la 1re année, les infirmiers et servants sont payés à raison de :

200 fr. par homme et 140 fr. par femme;

Dans les 2e et 3e années :

225 à 250 fr. par homme et 160 à 180 fr. par femme;

Dans les 4e, 5e et 6e années :

270 à 300 fr. par homme et 200 à 220 fr. par femme;

Et à partir de la 7e année :

320 à 350 fr. par homme et 240 à 260 fr. par femme.

Suivent diverses clauses qui règlent les droits des participants et l'intervention de l'Administration et assurent en même temps l'observance des exigences budgétaires.

Les surveillants chefs, quelques employés des services généraux et les chefs d'atelier sont payés suivant la fixation portée au budget.

Art. 9. *Frais de culte*. . . . . . . . . . 1,448 fr. 03
Au budget, 1,600 fr.; à annuler, 151 fr. 97.
Dépense de 1874, 1,364 fr. 95.

En dehors de l'acquisition d'un ornement en drap d'or (en remplacement d'ornement semblable usé), 295 fr.; d'une pierre sacrée, 6 fr.; de livres d'église, 9 fr. 50, et de guipure, moire, etc., pour réparations, 58 fr.; ensemble 368 fr. 50, on n'a fait que les dépenses ordinaires, soit pour cierges, bougies, encens, pains d'autel, 216 fr. 82, soit, pour traitement de l'organiste, 400 fr., du chantre, 150 fr., de l'ophicléïde, 95 fr. et des choristes, 217 fr. 71. Total, 1,448 fr. 03.

Art. 10. *Frais de sépulture*. . . . . . . 460 fr. »
Au budget, 600 fr.; à annuler, 140 fr. Dépense de 1874, 480 fr. 20.

La dépense ne concerne que les indigents et, d'après le détail porté au tableau annexe F, consiste en :

| | | |
|---|---|---|
| 104 mètres toile pour linceuls, à 1 fr. le mètre . . . . . . . . . . | 104 fr. | 460 fr. » |
| 48 douzaines voliges, pour cercueils, à 4 fr. 50 la douzaine . . . | 216 | |
| 70 fosses, à 2 fr. l'une. . . . . . | 140 | |

Les infirmiers remplissent à tour de rôle l'office de porteurs et ne reçoivent pour cela aucune indemnité de la maison.

Art. 11. *Frais d'administration, de bureau, d'impressions et d'école.* . . . . . . . . . 1,600 fr. »
plus une dépense supplémentaire de 199 fr. 20.

Au budget primitif, 1,600 fr. et aux chapitres additionnels, 200 fr.

En 1874, la dépense avait monté à 1,586 fr. 68.

Celle de 1875 a été plus élevée par suite de l'achat de deux gros registres pour l'inscription des aliénés. La dépense totale (primitive et supplémentaire, 1,799 fr. 20), se divise ainsi :

| | | | |
|---|---|---|---|
| Registres matricules et autres. . | 267 f. | 50 | 1,799 fr. 20 |
| Imprimés divers . . . . . . | 587 | » | |
| Fournitures de bureau . . . . | 246 | 05 | |
| Bibliothèque médicale et autre . | 214 | 75 | |
| Abonnement à divers journaux scientifiques et autres . . . . . | 335 | 20 | |
| Insertions au journal, ports de lettres, gratification au facteur . . | 76 | 70 | |
| Timbre du journal du Receveur et de mandats. . . . . . . . | 72 | » | |

Je n'ai pu encore appliquer à la bibliothèque des malades autant de fonds que je l'aurais voulu, le crédit supplémentaire demandé ayant à peine suffi aux dépenses d'administration proprement dite.

Art. 12. *Contributions* . . . . . . . . . 317 fr. 85
Au budget, 350 fr. ; à annuler, 32 fr. 15 ; en 1874, 321 fr. 48.

Cette dépense se subdivise ainsi :

| | | | |
|---|---|---|---|
| 1° Contribution foncière . . . | 182 f. | 13 | 317 85 |
| 2° Contribution de main-morte . | 87 | 62 | |
| 3° Impôt sur les chevaux et voitures . . . . . . . . . . . | 42 | 05 | |
| 4° Impôt sur le billard . . . . | 6 | 05 | |

Art. 13. *Assurance contre l'incendie*, crédit. . 50 »
non employé.

Le département paie pour les assurances mobilière et immobilière de l'Asile.

Art. 14. *Pain et farine*. . . . . . . . . 50,923 fr. »
Au budget, 53,300 fr.; à annuler, 2,377 fr.; en 1874, 66,854 fr. 50.

La dépense se décompose ainsi :

110,000 kilogrammes de farine de froment (M. Raffray), à 31 fr. 78 les 100 kilogrammes . 34,958 »
50,000 kilogrammes de farine de froment (MM. Richou), à 31 fr. 65 les 100 kilogrammes. 15,825 »
400 kilogrammes de farine de riz, à 35 fr. les 100 kilogrammes . . . . . . . . . . . 140 »

Le prix moyen de la farine de froment ressort à 31 fr. 74 les 100 kilogrammes.

Nous avons, du reste, agi comme l'année précédente : profitant du maintien du bas prix des farines, nous avons employé la presque totalité du crédit pour assurer l'approvisionnement de l'Asile jusque vers le 15 juillet 1876.

Au 1er janvier 1875, il y avait en magasin :

44,000 kilogrammes de farine, à 32 fr. 15 les 100 kilogrammes, soit. . . . . . . . . . 14,274 fr. 60

Au 1er janvier 1876, il y en avait :

69,000 kilogrammes, au prix de 31 fr. 65 les 100 kilogrammes, soit. . . . . . . . . . 21,933 45

La quantité de pain consommée s'est élevée à 196,931 kilogrammes, soit une moyenne quotidienne de 540 kilogrammes, et par individu et par jour, en comptant 774 individus, 700 grammes.

On sait qu'à l'Asile de Sainte-Gemmes, le régime alimentaire alloue chaque jour pour pain (depuis le commencement de 1873) :

635 gr. aux pensionnaires et employés, 1re et 2e cl. (hommes).
625 — — — (femmes).
755 gr. aux pensionnaires et employés, 3e classe (hommes).
745 — — — (femmes).
775 grammes aux aliénés du régime commun (hommes).
705 — — — (femmes).

Avant le 1er janvier 1873, les rations du régime commun

étaient de 720 grammes pour les hommes et 660 pour les femmes.

Le nombre des femmes, supérieur à celui des hommes, les régimes fractionnés d'infirmerie et la réduction réglementaire sur les classes supérieures, expliquent pourquoi la moyenne réelle délivrée est inférieure à la moyenne réglementaire.

La dépense pour la confection du pain (tous frais calculés, dépense du personnel, combustible, etc.), s'est élevée en 1874, à. . . . . . . . . . . . . . . . 68,478 fr. 49

Elle ne s'est élevée en 1875, qu'à . . . . 49,120 77

La différence en moins pour 1875, est de. 19,357 fr. 72

Elle provient tant de l'abaissement du prix des farines que de la diminution de la population.

Le prix du pain fabriqué à l'Asile en 1875 doit être fixé, tous frais calculés, à 0 fr. 25 le kilogramme. Celui des mercuriales officieuses de la ville d'Angers, pour une qualité équivalente, le fixant à 0 fr. 30 le kilogramme, il y a en faveur de l'établissement une différence de 0 fr. 05, ce qui constitue un bénéfice de 9,846 fr. 55 sur la consommation de toute l'année.

En 1874, le prix du pain s'était élevé à 0 fr. 34 et le bénéfice, sur le prix de la ville, n'avait été que de 7,837 fr. 60.

Le rendement de la farine, en 1875, a été de 144 kilogrammes de pain pour 100 kilogrammes de farine; en 1874, il avait été de 146 °/₀.

Art. 15. *Viande* . . . . . . . . . . . . 56,667 fr. 91

Au budget, 62,000 fr.; à annuler, 5,332 fr. 09;
en 1874, 63,630 fr. 80.

En 1874, la viande coûtait 1 fr. 20 le kilogramme, et la population était moins nombreuse.

En 1875, la viande de boucherie a été fournie, en vertu de l'adjudication du 23 novembre 1874, par M. Robin, Aubin, boucher aux Ponts-de-Cé, au prix de 1 fr. 09 le kilogramme, pour un an seulement, et depuis le 1er janvier 1875. (Depuis le 1er janvier 1876, la viande est fournie à raison de 1 fr. 05 le kilogramme).

La consommation de la viande pendant l'année 1875, a été de :

50,973 kilogrammes de viande (bœuf, veau et mouton).
1,978 kilogrammes de lard.
30 oies et 553 poules et poulets.

Le régime alimentaire alloue en viande par jour :

500 gr. aux pensionnaires et employés (hommes), 1re et 2e cl.
480 — — (femmes), —
355 — — (hommes), 3e classe.
315 — — (femmes), —
220 grammes aux hommes } du régime commun.
180 — aux femmes }

Pour le régime ordinaire, il a été employé :

1° 47,683 kilogrammes de viande de boucherie, à répartir ainsi :

250 jours gras (bœuf, veau et mouton), pour les pensionnaires et les employés, à une moyenne quotidienne de 71 kilogrammes . . . . . . . . . . . . . . 17,750 kil.

232 jours gras (bœuf), pour les aliénés du régime commun à une moyenne quotidienne de 84 kilogrammes. 19,488 kil.

232 jours gras (veau donné en remplacement de bœuf aux aliénés du régime commun), à une moyenne quotidienne de 20 kilogrammes. . . . . . . . . . . . . 4,640 kil.

Le veau a été donné tous les jours gras à 120 individus environ. Divisant 4,640 kilogrammes de veau, par la quantité de bœuf nécessaire pour un repas, soit 104 kilogrammes, cela représente dans l'année 44 repas ou bien un repas de veau sur cinq ou six de bœuf.

43 jours (le samedi, sauf le Carême et les Quatre-Temps), à un repas gras, bœuf seulement, pour tout le personnel d'aliénés et d'employés à la moyenne de 135 kilogrammes . . . . . . . . . . . . . 5,805 kil.

2° 1,978 kilogrammes de lard, dont 1,200 kilogrammes environ donnés en 17 repas aux aliénés du régime commun, en remplacement de bœuf; le surplus, soit 778 kilogrammes, donné aux pensionnaires et employés comme plat et comme assaisonnement.

3° 30 oies pesant ensemble 148 kilogrammes, données aussi en un repas aux aliénés du régime commun, en remplacement de bœuf, et comme plat aux pensionnaires et employés.

4° 420 poules et poulets donnés tous les dimanches aux pensionnaires et employés de 1re et 2e classes, soit, en moyenne, 8 volailles par dimanche.

Pour régime d'infirmerie ou exceptionnel, la moyenne quotidienne de viande (veau et mouton) consommée, a été de 9 kilogrammes, soit, pour 365 jours, une quantité de environ 3,290 kilogrammes.

Et, en volailles, il a été consommé aussi 133 poulets pour ce même régime d'infirmerie, soit 2 à 3 poulets par dimanche.

Le kilogramme de viande étant payé à raison de 1 fr. 09, on a, pour la viande de boucherie et toute l'année, dépensé en argent :

| | | |
|---|---|---|
| Pour régime ordinaire . . . | 51,974 f. 47 | 55,560 fr. 57 |
| Et pour régime extraordinaire. | 3,586 10 | |

En outre de la viande de boucherie il a encore été dépensé :

| | |
|---|---|
| En volailles achetées et élevées à l'établissement . . . . . . . . . . . . . . . . | 1,419 fr. » |
| Et en lard (y compris 34 fr. pour abat et salaisons). . . . . . . . . . . . . . . | 3,198 80 |

RÉCAPITULATION :

Quantités achetées :

| | | |
|---|---|---|
| 50,799 kilog. de viande, à 1 fr. 09. . . . . . . . . . . | 55,370 f. 91 | 56,667 91 |
| 148 kilog. d'oies, à 1 fr. 25 le kilog. . . . . . . . . . | 185 » | |
| 311 poulets à 2 fr. l'un. . . | 622 » | |
| 190 poulets à 2 fr. 40 l'un. . | 456 » | |
| Abat et salaison de 17 porcs gras à 2 fr. par porc . . . . | 34 » | |

Quantités recueillies par l'Asile :

| | | |
|---|---|---|
| 174 kilog. de viande de veau, à 1 fr. 09 . . . . . . . . . | 189 f. 66 | |
| 1,978 kilog. de lard, à 1 fr. 60. | 3,164 80 | 3,510 fr. 46 |
| 52 poules et poulets évalués à 3 fr. l'un . . . . . . . . . | 156 » | |

Quantités achetées, 56,667 fr. 91 ; quantités recueillies, 3,510 fr. 46. Total . . . . . . 60,178 37

L'évaluation des diverses quantités recueillies par l'Asile, figure à l'article *Revenus en nature.*

Nous nous sommes efforcés, en 1875, à varier le plus possible la préparation des viandes données à tout le personnel, et, afin de pouvoir remplacer plus souvent le bœuf bouilli donné aux indigents, nous avons augmenté au cahier des charges de l'adjudication les quantités de veau et mouton à fournir et nous y avons également prévu des fournitures de lard.

Art. 16. *Vin, bière et vinaigre.* . . . . . . 17,774 fr. 30

Au budget, 20,000; à annuler, 2,225 fr.; en 1874 . . . . . . . . . . . . . . . . . 23,785 70

Dans cette dernière année, non-seulement le chiffre de la consommation était plus fort, mais le prix surtout était beaucoup plus élevé.

Le vin avait été payé :

111 hectolitres à 49 fr. 50 et 390 hectolitres à 43 fr. 50.

Le vin a été fourni en 1875, comme vin du Midi, en vertu de l'adjudication du 25 novembre 1874, par M. Alexandre Lebatteux, négociant à Angers, au prix de 33 fr. l'hectolitre.

La fourniture a été de 523 hectolitres, dont 11 hectolitres ont été payés sur l'art. 18 : *Pharmacie.*

| | |
|---|---|
| Au 1er janvier 1875, il y avait en cave. . . | 8,921 litres. |
| Et au 1er janvier 1876, il y en avait. . . . | 8,109 |
| Il a été consommé dans l'année. . . . . | 52,624 |

Savoir :

| | |
|---|---|
| 365 jours à 59 litres, pour régime ordinaire commun. . . . . . . . . . . . | 21,535 |
| 365 jours à 63 litres, pour régimes spéciaux. . | 22,995 |

| | |
|---|---|
| 365 jours à 9 litres 60 pour ration supplémentaire . . . . . . . . . . . . . | 3,504 litres. |
| 365 jours à 4 litres, pour régime d'infirmerie . | 1,460 |
| 116 j. d'hommes, à 11 lit. 1,276 l. } pr collation.<br>300 j. de femmes, à 5 l. 20. 1,560 l. } | 2,836 |
| Vin blanc pour la messe. . . . . . . . . | 73 |
| Remplissage et coulage (lies) . . . . . . . | 221 |

(Pour mémoire, 778 litres de vin pour les vins médicamenteux de la pharmacie).

La moyenne quotidienne de la consommation peut être fixée à 144 litres, dont 130 litres 60, pour la moyenne de l'ordinaire;

Et 13 litres 40, pour la moyenne de l'extraordinaire.

L'allocation du vin attribuée aux aliénés du régime commun est fixée, depuis le commencement de 1873 :

A 15 centilitres pour les hommes et 12 centilitres pour les femmes.

Elle n'était auparavant que de 10 centilitres pour les deux sexes.

A moins de prescription particulière, le vin n'est délivré qu'additionné d'un cinquième d'eau.

Il a été payé sur l'article 16 :

| | | |
|---|---|---|
| 51,200 litres de vin rouge du Midi, à 33 fr. l'hectolitre. . . . . . . . . . | 16,896 fr. | » |
| 230 litres, vin blanc d'Anjou, à 60 fr. l'hectolitre . . . . . . . . . . . . | 138 | » |
| 67 litres d'alcool, à 2 fr. 90 le litre . . . | 194 | 30 |
| 68 litres d'eau-de-vie, à 2 fr. le litre. . . | 136 | » |
| 2,000 litres de vinaigre, à 20 fr. 50 l'hectolitre. . . . . . . . . . . . . | 410 | » |
| Total. . . . | 17,774 fr. | 30 |

La majeure partie de l'alcool et de l'eau-de-vie a été employée pour la boisson des travailleurs pendant les fortes chaleurs.

Art. 17. *Comestibles*. . . . . . . . . . 30,563 fr. 96
Au budget, 33,000 fr.; à annuler, 2,436 fr. 04;
en 1874, 30,480 fr. 09.

La consommation a été à peu près la même qu'en 1874.

Si la population générale a diminué, le nombre des pensionnaires a plutôt augmenté, et ce qu'on aurait pu gagner par l'abaissement du prix de certains articles, on l'a perdu par la plus grande consommation de certains autres, comme, par exemple, le beurre et les œufs.

Les articles adjugés le 23 novembre 1874, sont :

| | | |
|---|---|---|
| 300 kilog. de sucre à 1 fr. 54 . . . . . . . | 462 fr. | » |
| 800 — de cassonade, à 1 fr. 26 . . . . | 1,008 | » |
| 400 — de café, à 4 fr. 04 . . . . . . . . | 1,616 | » |
| 350 — de chocolat, à 3 fr. 18. . . . . | 1,113 | » |
| 1,572 — de fromage de Gruyère, à 1 fr. 46. | 2,295 | 12 |
| 305 — de fruits secs, à 1 fr. 10 . . . . | 335 | 50 |
| 140 doub. déc. de haricots, à 6 fr. . . . . . | 2,121 | 60 |
| 1,500 kilog. d'huile de noix, à 1 fr. 33 . . . | 1,995 | » |
| 199 — d'huile d'olive, à 1 fr. 78. . . . | 354 | 22 |
| 2,017 — de marmelade, à 0 fr. 63. . . . | 1,270 | 71 |
| 639 — de miel, à 0 fr. 97 . . . . . . . | 619 | 83 |
| 1,800 — de morue, à 0 fr. 71 . . . . . . | 1,278 | » |
| 1,225 doub. déc. de pommes de terre, à 1 fr. . | 1,225 | » |
| 2,000 kilog. de riz, à 0 fr. 35 . . . . . . . | 700 | » |
| 7,000 — de sel, à 12 fr. 74 les 100 kilog. . | 891 | 80 |
| Menus articles d'épiceries (rabais de 11 0/0) . | 624 | » |

Adjudication du 10 avril 1875 :

| | | |
|---|---|---|
| 2,998 kilog. de beurre de pot, à 2 fr. 15 le kil. | 6,445 | 70 |

Marché du 11 juin 1874 et adjudication du 10 avril 1875 :

| | | |
|---|---|---|
| 3,060 douz. d'œufs, à 0 fr. 95 la douzaine . . | 2,907 | » |

Marché du 8 décembre 1874 :

| | | |
|---|---|---|
| 1,998 kilog. de poisson frais, à 1 fr. le kilog . | 1,998 | » |
| Autres articles achetés à l'amiable, en vertu d'une autorisation préfectorale, pour une valeur de . . . . . . . . . . . . . . | 1,303 | 45 |
| (La plus grande partie consiste en fruits de saison.) | | |

| | | |
|---|---|---|
| Art. 18. *Dépenses de pharmacie* . . . . . . | 4,122 | 39 |

Au budget, 4,500 fr. A annuler, 377 fr. 61. En 1874, 4,387 fr. 19.

Les médicaments ont été fournis, à partir du 1er janvier 1873 et pour 3 années, par MM. Delaunay, Febvre et Canit, en vertu d'une adjudication en date du 28 décembre 1872.

Le rabais obtenu à cette adjudication avait été :

Pour les médicaments composés, 25 0/0 au-dessous du tarif des pharmaciens ;

Pour les médicaments simples, 17 0/0 au-dessous du prix de la maison L. Truelle de Paris.

L'engagement de cette maison a pris fin le 31 décembre 1875.

La fourniture des médicaments s'est élevée en 1875, à . . . . . . . . . . . . . . . . . . 2,446 fr. 22

Le surplus de la dépense a consisté en :

| | | |
|---|---|---|
| Vin du Midi pour vins médicamenteux à 33 fr. l'hectolitre . . . . . . . . . . . | 363 | » |
| Sucre et cassonade au prix de l'adjudication | 1,120 | » |
| Miel au prix de l'adjudication . . . . . | 146 | 47 |
| Thermomètre pour usage médical, instruments de chirurgie et sangsues. . . . . . | 46 | 70 |
| Art. 19. *Tabac* . . . . . . . . . . . | 2,146 | 20 |

Au budget, 2,200 fr. A annuler, 53 fr. 80 ; en 1874, 2,044 fr. 60.

Diminution en faveur de 1875 en rapport avec la diminution de la population.

Le tabac à priser (de cantine ou d'hôpital) est souvent bien grossièrement moulu et d'un emploi peu satisfaisant.

Art. 20. *Lingerie et vêture* . . . . . . . 18,193 fr. 50

Au budget, 23,000 f. A annuler, 4,806 f. 50
En 1874, 22,838 fr. 55.

La réduction considérable de cette dépense a été occasionnée par le rabais obtenu sur tous les articles et, en particulier, sur le coton bleu croisé, les mouchoirs de poche, le drap gris, la grisette chaîne-fil, la toile pour blouses, la toile pour draps, et parce qu'on a pu se passer de la filasse, du mérinos et d'une partie des menus articles prévus.

Voici les résultats de l'adjudication du 23 novembre 1874 :

| Désignation | fr. | c. |
|---|---|---|
| 10 douzaines de paires de bas de coton, à 12f. la douzaine. . . | 120 fr. | » |
| 10 — de chaussettes de coton, à 13 fr. la douzaine. . . . | 130 | » |
| 10 — de bonnets de coton blanc, à 5 fr. la d. | 50 | » |
| 10 — de bonnets de coton bleu, à 6 fr. la d. | 60 | » |
| 100 — de brides de sabots, à 3 fr. 65 la douz. | 365 | » |
| 200 mètres de calicot, à 1 fr. 06. . . . . | 212 | » |
| 500 — coton bleu croisé, à 1 fr. 23 . | 615 | » |
| 200 — toile de coton écru, à 0 fr. 71 . | 142 | » |
| 213 — coton pour tabliers, à 1 fr. 44 | 306 | 72 |
| 20 douzaines de mouchoirs de cou, à 9 fr. . | 180 | » |
| 50 — de mouchoirs de poche, à 9 fr. | 450 | » |
| 200 mètres de flanelle blanche, à 1 fr. 49. . | 298 | » |
| 33 — drap bleu foncé, à 11 fr. 45 . | 377 | 85 |
| 204 — drap gris, à 7 fr. 34. . . . . | 1,497 | 36 |
| 839 — futaine grise, à 0 fr. 59. . . | 495 | 01 |
| 419 — grisette chaîne-fil, à 1 fr. . . | 544 | 70 |
| 200 kilog. de fil de chanvre, à 3 fr. 35. . . | 670 | » |
| 50 — laine filée pour bas, à 8 fr. 27 . | 413 | 50 |
| 300 chapeaux de paille, à 0 fr. 62 . . . . | 186 | » |
| 300 képis, à 1 fr. 48. . . . . . . . . . | 444 | » |
| 500 mètres de siamoise grise, à 0 fr. 53 . . | 265 | » |
| 10 douzaines de serviettes à 13 fr. 50. . . | 135 | » |
| 605 mètres de toile pour blouses, à 1 fr. 40 . | 847 | » |
| 400 — treillis, à 1 fr. 40. . . . . | 560 | » |
| 2,000 — toile pour chemises, à 1 fr. 13 | 2,260 | » |
| 1,064 — toile pour draps, à 1 fr. 85. . | 1,968 | 40 |
| 6 kilog. de coton filé pour reprises (rabais déduit). . . . . . . . | 39 | 53 |
| 25 — laine filée pour reprises (rabais déduit). . . . . . . . | 281 | 35 |
| 10 douzaines de pièces de sangle pour camisoles (rabais déduit) . . . . . . . | 255 | » |

| | | |
|---|---|---|
| Menus articles de vêture et lingerie (rabais déduit) . . . . . . . . . . . . | 745 fr. | 71 |
| 3,400 paires de sabots, à 0 fr. 75 . . . . . . | 2,550 | » |
| Autres articles achetés à l'amiable en vertu d'une autorisation préfectorale, pour une valeur de | 729 | 37 |

| | | |
|---|---|---|
| Art. 21. *Dépenses du coucher* . . . . . . . | 2,136 | 82 |

Au budget, 3,000 fr. A annuler, 863 fr. 18.
En 1874, 2,148 fr. 13.

La dépense consiste en :

| | | |
|---|---|---|
| 100 kilog. de laine à matelas, à 3 fr. 94 . . | 394 | » |
| 206 mètres de toile à matelas, à 1 fr. 40 . . | 288 | 40 |
| 50 kilog. de crin à matelas, à 4 fr. 25 . . | 212 | 50 |
| 110 mètres de coutil rayé, à 1 fr. 40 . . . | 140 | » |
| 25 couvertures laine grise, à 14 fr. 02 . . | 350 | 50 |
| 20 — verte, à 18 fr. 69 . . | 373 | 80 |
| 5,300 kilog. de paille de seigle, à 71 fr. 25 les 1,000 kil . . . . . . . . . . | 377 | 62 |

Art. 22. *Entretien et renouvellement des meubles et ustensiles*. . . . . . . . . . . . . . . . . 6,683 fr. 14

En 1874, 6,496 fr. 77. Au budget, 7,000 fr.
A annuler, 316 fr. 86.

Cet article ne comprend guère que les dépenses ordinaires analogues à celles des autres années; elles sont les suivantes :

| | | |
|---|---|---|
| Fourniture de bois pour menuiserie, charronnage et chantiers de cave . . . . . . . . . . | 360 fr. | 19 |
| — de fers et aciers pour la serrurerie . | 202 | 33 |
| — de balais de bruyère, de millet et de balayettes (par adjudication) . . | 842 | 90 |
| — de brosses, éponges, balais de crin, bouchons . . . . . . . . . | 208 | 35 |
| — d'évier en fonte, barreaux de fonte pour fourneaux, grilles pour foyers | 93 | 60 |
| — de descentes de lit et de toile verte imperméable . . . . . . . . . | 154 | » |
| — de pots, plats, assiettes et objets divers en faïence et en verre . . . | 293 | 88 |

| | | |
|---|---|---|
| Fourniture d'objets en fer-blanc, fer battu, zinc, cuivre et réparations. . . . . | 997 fr. | 60 |
| — de cheminées en tôle, de poëles et menus travaux de fumisterie (entretien et réparations) . . . . | 894 | 35 |
| Étamage et soudure de la batterie de cuisine et entretien des pompes (marché spécial) . . . | 485 | » |
| Entretien et réparation des harnais et menues réparations aux voitures. . . . . . . . . | 500 | 20 |
| Réparation des barriques et des baquets, fourniture de seilles . . . . . . . . . . . . | 295 | 85 |
| Repassage et forniture de couteaux, de ciseaux et rasoirs. . . . . . . . . . . . . . | 246 | 50 |
| Réparation de chaises, fauteuils et tabourets . . | 75 | 75 |
| Refonte de poterie d'étain . . . . . . . . . . | 125 | 30 |
| Peinture, ingrédients divers, essence, pinceaux . | 98 | 05 |
| Objets divers de quincaillerie, clous, pointes, outils, etc . . . . . . . . . . . . . . . . | 490 | 09 |
| Corde à lessive, ficelle, sablon, etc . . . . . | 214 | 20 |
| Remplacement du store de la pharmacie . . . | 55 | » |
| Réparation et accords de pianos et harmonium . | 50 | » |

Les objets non adjugés (les balais et balayettes seuls l'ont été), ou qui n'avaient pas été l'objet de marchés spéciaux, ont été achetés dans le cours de l'année, au fur et à mesure des besoins, de gré à gré et en vertu d'une autorisation générale.

Art. 23. *Blanchissage* . . . . . . . . . . 2,991 fr. 92

En 1874, 3,136 fr. 97. Au budget, 3,500 fr. A annuler, 508 fr. 08.

Il n'y a que les dépenses ordinaires suivantes (pour des fournitures adjugées le 23 novembre 1874) :

| | | |
|---|---|---|
| 1,600 doubles décalitres de cendres, à 0 fr. 75 le double décalitre . . . . . . . . . . . . . . | 1,200 fr. | » |
| 2,509 kilog. de savon, à 0 fr. 67 le kilog. . . . | 1,681 | 03 |
| Bleu à ruche et d'outremer, 46 fr., et amidon, 64 fr. 89 . . . . . . . . . . . . | 110 | 89 |

On n'a point eu besoin d'acheter de cristaux de soude, le

reste en magasin au 1er janvier 1875 ayant suffi pour les besoins de l'année.

Art. 24. *Chauffage*. . . . . . . . . . 13,795 fr. »

En 1874, 13,737 f. 50. Au budget, 16,000 f.

A annuler, 2,205 fr.

Ce sont les dépenses ordinaires pour des fournitures adjugées le 23 novembre 1874.

Les prix obtenus ont été plus avantageux qu'on n'aurait pu l'espérer, ce qui explique l'écart qui existe entre les prévisions et la dépense.

| | | | | |
|---|---|---|---|---|
| 1,800 | hectolitres | de charbon de terre (Mertyr Roche), à 3 fr. 46 . . . | 6,228 fr. | » |
| 800 | — | de coke, à 1 fr. 90 . . . . | 1,520 | » |
| 30 | — | de charbon de terre pour forge, à 3 fr. 50 . . . . . . | 105 | » |
| 350 | — | de charbon de bois, à 2 fr. 95 | 1,032 | 50 |
| 40 | stères | de bois de souche, à 10 fr. 60 . . | 424 | » |
| 60 | — | rondin, à 12 fr. 90 . . | 774 | » |
| 5,500 | fagots | de bois, à 57 fr. 10 le cent . . . | 3,711 | 50 |

Le charbon pour la forge seul a été acheté à l'amiable.

L'allocation de chauffage attribuée à divers fonctionnaires ou employés a été suivant décision préfectorale, livrée en nature et dans les mêmes proportions que l'année précédente.

Art. 25. *Éclairage* . . . . . . . . . . 1,645 fr. 50

En 1874, 2,268 fr. 93. Au budget, 2,700 fr.

A annuler, 1,054 fr. 50.

La diminution de la dépense provient principalement de l'abaissement notable du prix de l'huile de colza (84 c. au lieu de 1 fr. 25 prévu) ; on a pu se dispenser aussi d'acheter divers menus objets (veilleuses, allumettes).

Cette dépense comprend :

| | | |
|---|---|---|
| 1,740 kilog. d'huile épurée de colza, à 0 fr. 84. | 1,461 fr. | 60 |
| 100 — de chandelle, à 1 fr. 20 (moins un rabais de 11 0/0) . . . . | 106 | 80 |
| Coton pour mèches et mèches de diverses grosseurs. . . . . . . . . . . . . . | 77 | 10 |

Les deux premiers articles seuls avaient été adjugés (23 novembre 1874).

Les allocations en nature à divers fonctionnaires et employés avaient été fixées par arrêté préfectoral, comme l'année précédente et ont été livrées en nature.

Art. 26. *Entretien des murs et bâtiments* . . . 3,000 fr.

En 1874, 3,540 fr. 15. Au budget, 3,000 fr. Ce crédit a été insuffisant et 182 fr. 49 ont dû être pris sur l'article 31 pour aider à payer les réparations de toitures rendues nécessaires par l'ouragan des 9, 10 et 11 novembre 1874.

A part ces réparations et la pose de la tapisserie dans diverses chambres du pensionnat, il n'y a eu que des dépenses ordinaires dont voici le détail :

| | | |
|---|---|---|
| 2 caisses verre à vitre (120 fr.), pose des vitres pendant l'année (83 fr. 90) et papier de tenture (95 fr. 61) . | 299 fr. | 51 |
| Travaux de robineterie et menus travaux de fumisterie, pose de cheminées en tôle . . . . | 195 | 30 |
| Carreaux, tuffeaux, briques, plâtre, ciment, terre réfractaire, ardoises . . . . . . . . . . | 699 | 98 |
| 200 hectolitres de chaux de Chalonnes, à 1 fr. 40 et 42 hect. de chaux d'Angers, à 1 fr. 70 . . | 351 | 40 |
| Réparation annuelle des fours et fourniture de carreaux spéciaux. . . . . . . . . . . | 97 | 50 |
| Fer plat et fer rond pour banquettes de fenêtres (149 fr. 40) et toile métallique pour fenêtre de la boucherie. . . . . . . . . . . . . | 171 | » |
| Blanc de Meudon, ocre jaune, noir de fumée, huile de lin, sablon . . . . . . . . . . | 204 | 80 |
| Grand nettoyage de la chapelle, journées d'ouvriers et échafaudages (à forfait) . . . . . | 60 | » |
| Couvreur, abonnement pour la réparation des toitures, châssis et enfaîteaux . . . . . . . | 800 | » |
| Couvreur, réparations rendues nécessaires par l'ouragan du mois de novembre (somme à valoir). . . . . . . . . . . . . . . | 48 | 51 |
| Couvreur, réparations non comprises dans l'abonnement, enlèvement des neiges (18 jours à 4 f.) | 72 | » |

L'abonnement pour les réparations ordinaires des toitures

et gouttières qui avait été l'objet d'un marché approuvé et enregistré, a pris fin le 31 décembre dernier; M. l'Architecte a constaté à cette époque que le couvreur avait rempli ses engagements.

Des réparations assez considérables ont été rendues nécessaires par les dégâts de l'ouragan du mois de novembre; la dépense totale (sauf la fourniture de l'ardoise et de la volige) s'est élevée à 231 fr., mais par suite de l'insuffisance du crédit, il a fallu pour la solder recourir à l'article 31.

La chaux de Chalonnes (1 fr. 40 l'hect.), les carreaux (18 f. le cent), les tuffeaux (28 fr. le cent) et les ardoises (22 fr. le mille) avaient été adjugés le 23 novembre.

La chaux d'Angers, le fer pour banquettes et les papiers de tenture ont été achetés en vertu d'autorisations spéciales, et toutes les autres fournitures en vertu d'une autorisation générale.

Art. 27. *Entretien des propriétés* (frais d'exploitation agricole). . . . . . . . . . . . . . . . . 2,621 fr. 84

En 1874, 1,519 fr. 99. Au budget, 3,000 fr.
A annuler, 378 fr. 16.

En dehors de l'achat de 2 chevaux, il n'y a eu à cet article que des dépenses ordinaires dont voici le détail :

| | | |
|---|---|---|
| Achat de 12 porcs maigres à divers prix . . . | 688 fr. | » |
| — d'une vache laitière. . . . . . . . . | 436 | » |
| — de 2 chevaux (2,200 fr.) somme à valoir . | 900 | » |
| — de divers arbres et arbustes . . . . . | 72 | » |
| — de graines diverses pour semence . . . | 98 | 84 |
| Ferrage des chevaux. . . . . . . . . . . | 236 | 70 |
| Honoraires du vétérinaire pour visites et soins . | 155 | » |
| Location de bâches pour embargement du foin et de la paille . . . . . . . . . . . . | 20 | 30 |
| Abonnement au taupier. . . . . . . . . . | 15 | » |

Le solde du prix des chevaux a été imputé sur les dépenses imprévues.

Nous reviendrons sur les frais de culture quand il sera question des revenus et consommations en nature.

Art. 28. *Gratifications aux travailleurs* . . . 6,846 fr. 05

En 1874, 6,999 fr. Au budget, 7,250 fr. A annuler, 403 fr. 95.

La diminution de cette dépense est due uniquement à la diminution de la population pendant l'année. Cette dépense comprend :

1° Des compléments de pécule pour 5 aliénés guéris, soit . . . . . . . . . . . . . . . 17 fr. 55

2° Des gratifications à raison de 10 c. par jour, pour 68,285 journées. . . . . . . . 6,828 50

Je reviendrai également sur cet article lorsqu'il sera question du produit du travail des aliénés.

Art. 29. *Fourrages et litières* . . . . . . . 7,000 fr.

Cette somme n'a pas suffi aux besoins du service et il a fallu recourir au budget additionnel pour un supplément de 1,849 fr. 05.

Cette augmentation n'a été occasionnée que par le renchérissement considérable des fourrages, encore le marché de l'Asile a-t-il été fait dans des conditions relativement avantageuses, puisqu'un peu plus tard les foins avaient monté de 150 à 200 fr. la charretée.

En 1874, la dépense avait été aussi très élevée 8,644 fr. 76

Celle de 1875 se décompose ainsi (primitive et supplémentaire) :

| | | |
|---|---|---|
| 27,880 kilog. de foin, à 146 fr. 50 le mille . . | 4,082 fr. | 95 |
| 36,000 — de paille de froment, à 61 fr. 75 le mille. . . . . . . . . | 2,223 | » |
| 16 hectolitres d'avoine d'hiver, à 11 fr. 95 l'hectolitre. . . . . . . | 1,912 | » |
| Frais d'hôtel, foin et avoine aux chevaux de l'Asile . . . . . . . . . . . . . . | 243 | 20 |
| Son, recoupes, criblures, grenailles et mil à poulets. . . . . . . . . . . . . . | 312 | 30 |
| 126 double déc. de pommes de terre pour les porcs, à 0 fr. 60. . . . . . . . . . . | 75 | 60 |

L'avoine seule a été obtenue à l'adjudication ; le foin et la paille ont été l'objet de marchés spéciaux approuvés et enregistrés, et les autres articles ont été achetés en vertu d'autorisations. En raison de restes d'approvisionnements assez importants et vu la cherté excessive de ces matières, on n'a acheté que les quantités de foin et de paille strictement nécessaires pour aller jusqu'à la récolte de 1876.

Art. 30. *Gratifications aux agents inférieurs* . . 499 fr.
En 1874, 500 fr. Au budget, 500 fr. Ce crédit inscrit chaque année au budget est distribué aux préposés et servants de l'Asile d'après un état dressé par le Directeur, à la fin de décembre.

Art. 31. *Dépenses imprévues* . . . . . . . 2,389 fr. 54
En 1874, 1,665 fr. 18. Au budget primitif, 3,000 fr. A annuler. . . . . . . . . . . 610 46
Les dépenses imputées sur cet article sont les suivantes :

A M. Lambert pour solde de 2 chevaux vendus le 12 février 1875, autorisation préfectorale en date du 15 du même mois et marché . . . . . . . . . . . 1,300 fr. »
A M. Dainville, prix d'un plan de l'Asile pour le Ministère de l'Intérieur, autorisation en date du 28 décembre 1875 . . . . . . . . . 200 »
A M. Dolbeau, couvreur, solde des réparations des toitures . . . . . . . . . . . 65 34
A M. Renault, ferblantier, réparations des châssis et gouttières . . . . . . . . . . 89 15
A M. Serisier, rétablissement d'une partie de la charpente de la vacherie . . . . . . . . 28 »
Pour ces trois dépenses occasionnées par les dégâts de l'ouragan des 9, 10 et 11 novembre, autorisation en date du 3 mars 1876.
A M. Coulbault, receveur-économe, remboursement d'avances pour la pension de Mlle Hunot, Apolline, décédée, autorisation en date du 28 mars 1876. . . . . . . . . . 134 80
A M. Quartier-Andouard, construction d'une deuxième hotte à la buanderie . . . . . . 545 »
A M. Dainville, ses honoraires pour ladite hotte . . . . . . . . . . . . . . . 27 25

La construction de cette deuxième hotte d'évaporation a été autorisée par décision préfectorale en date du 30 mars 1876.

Quant au remboursement fait à M. Coulbault, en voici le motif :

Les dépenses du 3e trimestre 1874 de la pension et celles de la sépulture de Mlle Hunot, Apolline, n'ayant point été payées à temps, M. Coulbault, receveur-économe, avait fait traite sur la signataire de l'engagement de pension, la sœur Marie-Adolphine, religieuse du Bon-Pasteur, à Cholet d'abord, puis à Paris ensuite ; il avait reçu les fonds du banquier en comptant que la traite serait acceptée, puisque l'échéance en avait été fixée d'accord avec la contractante, il en avait passé écriture ; mais, sur ces entrefaites, la sœur Marie-Adolphine mourait insolvable et la traite était protestée. Le compte de 1874 était d'ailleurs clos et approuvé et aucune rectification n'était plus possible. M. Coulbault dut donc, de ses deniers propres, rendre au banquier l'argent qu'il en avait reçu. Après bien des investigations, il devint évident pour nous qu'on ne pouvait recourir ni contre les collatéraux de Mlle Hunot, ni contre son département d'origine, ni contre la maison du Bon-Pasteur de Cholet, dont la sœur Marie-Adolphine ne faisait plus partie. C'est alors que, sur ma demande et un avis favorable de la Commission, M. le Préfet m'autorisa à faire rembourser à M. Coulbault les fonds qu'il avait avancés. La somme due était d'abord de 178 fr. 80, mais elle put être réduite à 134 fr. 80, la communauté de Cholet ayant fini par consentir à prendre à sa charge les frais de la sépulture de Mlle Hunot.

Enfin, la deuxième hotte d'évaporation dont il est ici question et qui était nécessaire pour compléter l'appareil actuel de la buanderie, a été construite aux frais de l'Asile, parce que le crédit pour la buanderie, voté, il y a deux ans, par le Conseil général, était presque épuisé.

Art. 32. *Restitution de trop perçu* (200 fr. pour mémoire).

Art. 33. *Dépenses excédant le prix de pension* . 6,264 fr. 40

En 1874, 5,481 fr. Au budget, 6,500 fr. A annuler, 235 fr. 60.

J'ai fait remarquer plus haut (art. 16, Recettes 12,725 f. 66) que l'excédant de la recette sur la dépense était de 6,461 f. 26 et j'ai expliqué la cause de cette différence.

Art. 34. *Abonnement pour les eaux de la Loire.* 2,445 fr. 50
Au budget, 2,600 fr. Reste à annuler . . . 154 50

La dépense a été la même en 1875 qu'en 1874 et en 1873. Elle a été calculée sur la même moyenne de consommation, le compteur n'ayant encore pu fonctionner régulièrement toute l'année ; il y a cependant une différence en plus de 25 centimes en 1875 pour une deuxième quittance timbrée.

Voici le détail de la dépense :

| | | |
|---|---|---|
| 1,000 litres à 66 fr. les mille lit. | 66 fr. » | 2,445 fr. 50 |
| 1,000 — à 55 fr. — | 55 » | |
| 58,000 — à 40 fr. — | 2,320 » | |
| Entretien du branchement . . | 4 » | |
| 2 quittances timbrées . . . . | » 50 | |

L'eau a été payée d'après le dernier tarif publié par une circulaire municipale en date du 28 juin 1871.

Le délai de garantie de notre compteur finit prochainement (2 juin 1876) ; si les réparations dont il aura désormais besoin sont trop dispendieuses, il y aura lieu de rechercher un autre mode de règlement de la dépense, parce qu'aucun compteur ne marchera régulièrement dans les conditions où le nôtre se trouve et ne résistera aux avaries auxquelles il est exposé.

Art. 35. *Avances pour frais de transport d'aliénés* . 64 fr.
Au budget, 500 fr. Reste à annuler, 436 fr.
(Voir l'art. 16 *bis* des Recettes ordinaires.)

Art. 36. *Avances pour frais de procédure.*
Crédit 200 fr. Sans emploi ; à annuler.

## SECTION II. — CONSOMMATION EN NATURE.

Art. 37. *Revenus en nature* :

1° La partie servant à la consommation de l'Asile . . . . . . . . . . . . . . 13,986 fr. 96

2° La partie vendue au dehors (ci pour ordre 1,177 fr. 80).

Art. 38. *Évaluation du travail des aliénés :*

1° La partie servant à la consommation de l'Asile . . . . . . . . . . . . . . 29,055 60

2° La partie vendue au dehors. Néant.

Comme pour les revenus en nature, je ne m'occuperai de la consommation en nature qu'après avoir examiné le compte en deniers.

Total du chapitre Ier. Dépenses ordinaires. 326,436 fr. 84

### CHAPITRE II. — Dépenses extraordinaires.

Néant.

### CHAPITRE III. — Dépenses supplémentaires.

Prévues au budget à 14,385 fr., elles se sont élevées à 11,707 fr. 42.

#### SECTION PREMIÈRE. — REPORTS.

Néant.

#### SECTION II. — DÉPENSES NON PRÉVUES AU BUDGET DE 1875.

Article premier. *Frais d'administration, de bureau et d'impression* . . . . . . . . . . . . . . . 199 fr. 20

Au budget, 200 fr. A annuler, 80 c. (voir l'art. 11 des Dépenses ordinaires).

Art. 2. *Fourrages et litières* . . . . . . . 1,849 fr. 05

Au budget, 2,500 fr. A annuler, 650 fr. 95 (voir l'art. 29 des Dépenses ordinaires).

Art. 3. *Dépenses imprévues.*

Au budget, 1,500 fr. Sans emploi.

Ce crédit supplémentaire avait été demandé pour parer aux éventualités de l'année, parce que, dès les premiers mois de 1875, on avait distrait. pour l'achat des chevaux, une forte partie du crédit primitif.

Art. 4. *Appropriation de deux dortoirs dans les combles* . . . . . . . . . . . . . 9,659 fr. 17

Au budget, 10,185 fr. A annuler, 525 fr. 83.

Mis en adjudication le 18 septembre 1875, et adjugés à M. Eon, maître menuisier à Angers, les travaux ont été terminés à la fin de décembre et reçus par M. l'Architecte du département à la date du 30 dudit mois.

La dépense comprend :

| | | |
|---|---|---|
| A M. Eon, pour les trav. exécutés | 9,199 f. 21 | 9,659 fr. 17 |
| A M. Dainville, p. ses honoraires | 459 96 | |

Total du chapitre III. Dépenses supplémentaires . . . . . . . . . . . . . 11,707 fr. 42

Total général des dépenses. . . . . . 338,144 26

et des restes à annuler faute d'emploi. . . 29,533 30

Telles ont été toutes les recettes et toutes les dépenses en argent ordinaires et supplémentaires de l'exercice 1875.

Je passe maintenant aux

*Revenus et consommations en nature et produit du travail des aliénés* (art. 17 et 18 des Recettes et 37 et 38 des Dépenses).

Nous avons vu que le montant des produits excédant les besoins de l'Asile (art. 14 des Recettes) s'élevait à 1,177 f. 80. c'est-à-dire beaucoup moins que les deux années précédentes et j'ai expliqué la cause de cette différence en même temps que j'ai donné le détail des produits vendus.

La partie des revenus en nature réservés à la consommation de l'Asile (tableau annexe B) a été évaluée à 13,986 fr. 96.

Au budget elle avait été prévue à 13,000 fr. En 1873, il y avait eu 12,695 fr. 19, et en 1874, 11,295 fr. 45.

La différence en faveur de 1875 provient d'une augmentation de la production de lard, de gros légumes, et dans l'évaluation d'une certaine quantité de bois de chauffage et de menuiserie due à l'abatage d'arbres qui étaient usés ou qui détérioraient le jardin potager, et enfin de l'extraction de pierres à bâtir dans le champ dit de La Croix.

Suivant la décision du Conseil général, nous ne faisons plus figurer dans l'évaluation des produits tous les objets consommés en nature dans la ferme et dans les jardins, mais nous les inscrivons sur un livre de comptabilité spéciale et particulière à l'exploitation agricole. Ces objets, qui ne figurent plus maintenant que pour mémoire sont (tableau B) : les betteraves à vaches, le foin, l'orge, la paille d'orge, les fourrages verts, le fumier et l'évaluation du travail de trait, et ils représentent ensemble en 1875 une valeur vaine de 9,154 fr. 51. (En 1874, cette consommation en nature n'avait été évaluée qu'à 7,249 fr. 60.)

Je n'ai également porté que pour mémoire les produits du jardin mis à la disposition des fonctionnaires non nourris. Suivant la décision du Conseil général, ces produits sont non-seulement pour chaque participant portés à un compte particulier, ouvert à cet effet, mais ils sont, en outre, inscrits en bloc à l'article Revenus en nature réservés à la consommation intérieure.

En 1875, leur valeur a été estimée à 452 f. 11, soit 44 f. 23 de plus qu'en 1874.

(Voir pour le détail des revenus et consommations en nature le tableau annexe B, 1re, 2e et 3e sections.)

J'ai fait, comme les années précédentes, dresser un état spécial des recettes et des dépenses de la ferme, de l'exploitation agricole et du jardinage maraîcher, et j'en donne ci-après le résultat :

| SERVICES. | RECETTES. | | DÉPENSES. | |
|---|---|---|---|---|
| Ecurie. . . . . . . | 1,898 fr. | » | 7,542 fr. | 55 |
| Vacherie . . . . . | 6,130 | 01 | 7,948 | 68 |
| Porcherie. . . . . | 4,448 | 40 | 1,819 | 29 |
| Basse-cour. . . . . | 667 | 10 | 169 | 57 |
| Agriculture . . . . | 5,295 | 90 | 1,716 | 30 |
| Jardins. . . . . . . | 5,169 | 96 | 4,724 | 73 |
| Totaux. . . . | 23,609 fr. | 37 | 23,921 fr. | 12 |

Soit une différence en déficit de 311 fr. 75.

Mais pour faire apprécier plus exactement le résultat de l'année, je dois ajouter que les dépenses extraordinaires (achat de deux chevaux et d'une vache), se sont élevées à 2,636 fr., tandis que les recettes extraordinaires, vente d'une vieille vache et évaluation de bois et de pierres à bâtir, ne s'élèvent qu'à 599 fr.; ce qui donne une différence de 2,037 fr., qui surcharge d'autant les dépenses et qui ne doit pas se renouveler de longtemps du moins.

J'ajouterai encore que les fourrages ont été à un prix très-élevé et que nous avons dépensé, de ce chef, environ 1,000 fr. de plus qu'en 1874 et 2,000 fr. de plus qu'en 1873; et, enfin, qu'une partie de l'année, sèche et défavorable, a beaucoup nui à la production de certains légumes et fruits (1).

D'un autre côté, il faut toujours tenir compte de travaux qui ne peuvent pas être considérés comme produits, mais qui n'en ont pas moins leur utilité, je veux parler de l'horticulture et de l'entretien des jardins d'agrément de l'Asile qui sont un lieu de promenade pour la majeure partie des aliénés.

J'arrive au *Produit du travail des aliénés.*

Prévu au budget au chiffre de 25,000 fr., ce produit a atteint celui de 29,055 fr. 60, qui présente sur l'évaluation de 1874, une diminution de 984 fr. 70. Cette diminution, peu importante d'ailleurs, provient uniquement de ce que, par suite de la diminution de la population, il y a eu moins de travailleurs et moins de journées de travail. (Cette diminution a porté sur les raccommodages de vêture et lingerie, les terrassements et l'exploitation de la ferme, les autres ateliers ayant donné plutôt un peu d'augmentation dans les produits).

La dépense rémunératrice que le travail a occasionnée a déjà été consignée à l'article 28 des dépenses ordinaires (*Gratifications aux travailleurs*), et s'élève à 6,846 fr. 05, c'est-à-dire 153 fr. de moins qu'en 1874.

Le nombre des travailleurs, ai-je dit, a été un peu moins

(1) *Contenance des terrains de rapport.*

| | | |
|---|---|---|
| Terres labourables. . . . . . . . . . | 5 hectares | 35 ares. |
| Prés, luzerne, oseraie. . . . . . . . . | 5 | 28 |
| Jardins. . . . . . . . . . . . . . | 4 | 45 |
| TOTAL. . . . . | 15 hectares | 08 ares. |

*Inventaire des animaux de la ferme.*

Ecurie : 5 chevaux dont un réformé sera incessamment vendu.
Etable : 12 vaches.
4 génisses.
1 taureau.
Porcherie : 14 porcs.

élevé que celui de l'année précédente; d'après les états spéciaux dressés pour la rémunération, ce nombre est porté à une moyenne quotidienne de 273 individus, 108 hommes et 165 femmes, au lieu de, en 1874, 280 individus, dont 115 hommes et 165 femmes.

Ce nombre avec celui de quelques pensionnaires travailleurs qui n'ont pas été portés sur les états de gratifications, a atteint à peu près la moitié de la population.

Le nombre des journées de travail s'est élevé à 68,285 dont 27,056 pour les hommes et 41,229 pour les femmes; ce qui donne environ 250 journées par travailleur pour l'année.

C'était la même proportion en 1874.

Le produit du travail étant évalué à 29,055 fr. 60, fait ressortir la valeur moyenne de la journée à 0 fr. 42 cent. 55 mill., ce qui laisse sur le taux de la rémunération réglementaire (0 fr. 10 cent.), un excédant de 0 fr. 32 cent. 55 mill. en faveur de l'Asile, soit pour toutes les journées une somme de 22,226 fr. 77. Il est bien entendu que j'évalue cette économie d'après le prix qu'il nous aurait fallu payer les travaux si nous avions dû employer des ouvriers étrangers.

Voici, d'ailleurs, les résultats obtenus dans les divers ateliers ou chantiers :

| | | |
|---|---|---|
| Vêture et lingerie. Confections . . . . . | 4 286 fr. | 25 |
| — Raccommodages . . . | 5,942 | » |
| Tissage. . . . . . . . . . . . . . | 861 | 75 |
| Blanchissage. . . . . . . . . . . . . | 5,630 | » |
| Cordonnerie . . . . . . . . . . . . | 564 | » |
| Menuiserie, charronnage. . . . . . . | 685 | 75 |
| Forge, serrurerie, ferblanterie . . . . . | 376 | » |
| Maçonnerie. . . . . . . . . . . . . | 552 | 50 |
| Terrassements, extraction de pierres, charrois. . . . . . . . . . . . . . . . | 3,052 | 50 |
| Agriculture et jardinage. . . . . . . . | 4,163 | 25 |
| Services divers, cuisine, écurie, vacherie, etc. | 2,941 | 60 |
| Ensemble. . . . | 29,055 fr. | 60 |

Pour le détail de tous les objets confectionnés et la répartition de journées de travail faites dans les différents ateliers ou chantiers, on peut consulter le tableau B, section 2e.

Telle était, M. le Préfet, la situation financière de l'Asile à la clôture de l'exercice 1875, et tels sont tous les renseignements et les explications qu'il m'a paru utile de vous donner. Je ne crois pas m'être trop avancé en disant plus haut que les résultats de cet exercice étaient satisfaisants, car, sauf les revenus en nature qui ont un peu laissé à désirer, toutes les autres parties du compte sont avantageuses pour les intérêts de l'asile.

Si l'on examine comment, sur les différentes parties de la population de l'Asile, on doit répartir les diverses recettes et dépenses que nous venons d'analyser, on verra que les malades du département coûtent encore plus qu'ils ne rapportent, et que, sans le bénéfice donné par les pensionnats et les aliénés de départements étrangers, nous aurions cette année, malgré les conditions avantageuses qui ont été obtenues pour la généralité des fournitures, un excédant de dépense.

On peut voir au tableau du prix de revient annexé à ce rapport que, pour les aliénés du régime commun au compte du département, la journée qui nous est payée 1 fr. 05 nous a coûté 1 fr. 07 11, c'est-à-dire 0,02 c. 11 en perte. Tel qu'il est, ce prix de revient produit sur la totalité des journées des aliénés du département un déficit de 3,651 fr. 65.

En 1875, ce déficit se trouve couvert et au delà par le boni réalisé sur les aliénés traités au compte des familles (4e classe) et les aliénés des départements étrangers, et de cette façon l'Asile a réalisé un boni sur les quatre classes de régime; mais il n'en était pas de même les années précédentes.

La plupart du temps l'équilibre n'a pu être rétabli dans les finances de l'Asile que par les bonis réalisés sur les classes supérieures du pensionnat et par le produit des recettes qui ne sont pas comprises dans les éléments du prix de revient (Recettes 3, 13, 14, 15 et partie des articles 16 et 17), c'est-à-dire par des éventualités qui, la plupart du temps, n'ont rien de certain. Car, dans certaines années, ces recettes n'ont pas suffi et il a fallu demander une subvention spéciale au département (notamment en 1868, 25,000 fr.).

Je crois utile, d'ailleurs, de reproduire ici un extrait des observations du budget primitif de l'année courante (art. 4 des Recettes ordinaires) :

« Voici un tableau qui contient le relevé exact des journées de présence, du prix de revient, du prix de journée et du déficit (sur les aliénés du département) pendant les cinq dernières années :

| | Nombre de journées. | Prix de revient. | Prix de journée. | Différence. | Montant de la différence. |
|---|---|---|---|---|---|
| En 1870 | 168,447 | 1 f. 06 | 0 f. 95 | 0 f. 11 | 18,529 f. 17 |
| 1871 | 164,962 | 1 04 | 0 95 | 0 09 | 14,846 58 |
| 1872 | 167,762 | 1 10 | 0 95 | 0 15 | 25,164 30 |
| 1873 | 169,418 | 1 20 | 1 05 | 0 15 | 25,412 70 |
| 1874 | 179,424 | 1 17 15 | 1 05 | 0 12 15 | 21,800 » |
| | | | | Ensemble. . . | 105,752 f. 75 |

« De l'examen de ces chiffres il résulte que le prix de revient ayant été en moyenne de 1 fr. 11, le prix de journée aussi en moyenne de 99 c., on aura un déficit de 12 c par chaque jour de cette période.

« Dans les précédents rapports, l'Administration de l'Asile demandait la fixation du prix de journée à 1 fr. 10. Ce n'était point trop s'écarter de la réalité. »

Le résultat de 1875, tout avantageux qu'il est, ne modifie pas beaucoup la fixation moyenne du prix de revient à 1 fr. 11. S'il l'affaiblit un peu, il ne peut cependant encore la faire descendre à 1 fr. 10. Cependant l'année est très-favorable et cette considération est encore un puissant motif en faveur de la fixation du prix de journée au moins à 1 fr. 10.

L'adoption d'un prix de journée suffisamment remunérateur, même dans les mauvaises années, n'apporterait aucun dérangement sérieux dans le budget départemental, comme en déterminent nécessairement les subventions spéciales et ferait faire à l'asile des réserves qui lui permettraient de travailler lui-même à sa réorganisation. Le contrôle qui préside à la gestion de ses ressources et la loi sur les attributions des Conseils généraux doivent rassurer sur l'emploi possible de ces ressources ; le résultat même du présent compte est une preuve à l'appui de ces considérations.

On a également raison de dire que l'avenir des Asiles, en général, au point de vue économique et à celui de l'allégement des charges départementales, réside surtout dans l'organisation du travail, le développement raisonnable des exploitations agricoles et la création de pensionnats pour les malades des familles aisées.

Dans le cours de l'exercice 1875, des travaux d'une certaine importance ont été exécutés sur les fonds de l'Asile. J'ai déjà mentionné plus haut l'appropriation en dortoirs de deux greniers, l'un chez les femmes et l'autre chez les hommes ; le premier donne 32 places de malades et l'autre 16 places. Ils sont complétement terminés, ils ont été reçus par M. l'Architecte et je procède actuellement à l'installation des aliénés qui doivent les occuper. Le dortoir des femmes est définitif et était prévu dans le projet général d'amélioration du quartier des femmes.

Le dernier n'est que provisoire, mais il servira peut-être encore longtemps, et l'un comme l'autre étaient indispensables pour diminuer autant que possible l'encombrement de tous les dortoirs.

Une deuxième hotte d'évaporation a été établie sur le deuxième appareil lessiveur ; cette amélioration était nécessaire tant dans l'intérêt des personnes chargées de ce service que dans celui du bâtiment.

On a reconstruit le mur de soutènement de la terrasse de la boulangerie, celui de la rampe qui accède à cette dernière et les latrines de la buanderie et de la boulangerie.

On a aussi terminé le mur du quai avec son recouvrement.

On avait également terminé le mur de clôture du terrain acquis dans le lit de la Loire, malheureusement les grandes eaux aidées par l'ouragan qui a sévi les 9, 10 et 11 novembre, en ont abattu une grande partie.

Tout le quartier des femmes et le bâtiment occupé par les sœurs et la lingerie ont été intérieurement badigeonnés.

Divers travaux de terrassement, l'amélioration des terrains de culture ont été continués en 1875 ; près de 300 mètres cubes de pierre à bâtir ont été extraits de l'un des champs. Des bancs ont été établis dans tous les préaux des hommes, de larges tablettes en chêne supportées par des consoles en fer dans la lingerie et de vastes placards dans le logement des reposantes.

D'importants travaux de réorganisation et d'appropriation intérieure restent encore à exécuter ou à compléter :

Dans le quartier des femmes, l'établissement de latrines, l'achèvement du pensionnat actuel et le déplacement de son dortoir, la salle des bains, les sauts de loup, l'organisation de la 8e division et différents travaux de grande réparation ;

Dans le quartier des hommes, les latrines, l'amélioration du pensionnat actuel, un service de bains provisoire et différentes réparations;

Dans les services généraux, la réparation du vaisselier et de la laverie de la cuisine, le déplacement de la laiterie et un logement pour les cuisinières et la laitière ; la construction d'une salle d'autopsie et d'une salle mortuaire et de parloirs, etc., etc. ;

Enfin des frais assez considérables pour le mobilier.

L'urgence de tous ces travaux n'échappe à personne et ne doit pas être perdue de vue.

Je n'ai point à parler ici, bien entendu, de la reconstruction du quartier des hommes, de la création d'un pensionnat isolé et de l'acquisition de quelques terrains, projets qui doivent faire de l'Asile de Sainte-Gemmes un établissement en rapport avec l'importance et les besoins du département et dont l'utilité, l'urgence même, ont été suffisamment démontrées, dans la Commission de surveillance et dans le Conseil général. La reconstruction du quartier des hommes, en particulier, est une question d'humanité dont aucune considération ne devrait retarder la solution. Les autres projets, également justes et utiles, ont de plus cette importance particulière qu'ils pourraient aider à l'exécution du premier.

Malgré tous les desiderata signalés, les divers services généraux et particuliers ont fonctionné régulièrement dans la limite de ce qu'on pouvait attendre de chacun d'eux.

Je crois utile de transcrire ici un extrait du procès-verbal de la séance de la Commission de l'Asile du 20 décembre 1875 et dont il a été envoyé une copie à M. le Préfet à la date du 24 du même mois.

« M. le Directeur donne lecture d'une lettre de M. le Ministre de l'Intérieur relative au placement des condamnés aliénés et à l'observation faite à ce sujet par la Commission dans sa séance du 28 juin dernier, et d'une lettre de M. le Préfet demandant l'avis de la Commission et du Directeur-Médecin sur les dispositions qu'il paraîtrait convenable d'adopter pour remédier à l'état de choses actuel.

« M. le Directeur ajoute que l'Asile ne dispose pas de 17

cellules, comme le croit M. le Ministre, mais seulement de 14; que presque toutes ces cellules reçoivent, pour la nuit, chacune trois aliénés; que des lits supplémentaires sont encore dressés dans les couloirs qui servent de chauffoirs, et que les deux divisions des loges (hommes et femmes) qui ne sont disposées que pour une vingtaine d'aliénés, en renferment près de 60. Cet état de choses qui existe depuis longtemps et qui a été signalé à diverses reprises à l'attention de l'inspection générale et du Conseil général de Maine-et-Loire, ne sera que peu atténué par l'installation des deux nouveaux dortoirs, toutes les autres divisions étant également encombrées. Il en résulte que maintenant, comme au mois de juin dernier, l'encombrement de tous les services s'oppose à ce qu'on puisse séparer les condamnés aliénés des autres malades.

« Pour les femmes, il n'y en a que deux sorties de la Maison d'arrêt d'Angers et libérées; quant aux hommes, il y en a cinq venus de Fontevrault et deux venus de la Maison d'arrêt. On sait, d'ailleurs, qu'il n'y a point de Maison centrale de femmes dans le département de Maine-et Loire.

« S'il y avait quelque chose à faire à l'Asile de Sainte-Gemmes, ce ne serait donc que pour les hommes; on pourrait, moyennant une dépense de 3,000 francs environ et dans un préau souvent inoccupé, construire une salle et un vestibule communiquant avec trois loges de la 5e division et créer ainsi un service spécial provisoire pour 6 ou 7 condamnés. Mais le projet de reconstruction du quartier des hommes, projet qui, il faut l'espérer, ne tardera pas à recevoir au moins un commencement d'exécution, s'oppose à ce qu'on puisse proposer une dépense pour un provisoire de si peu de durée.

« La Commission émet l'avis que, si regrettable que soit le contact permanent des condamnés avec les autres aliénés, l'état d'encombrement des services, d'une part, et de l'autre les projets de reconstruction approuvés en principe, s'opposent à ce qu'on puisse, maintenant du moins, remédier à l'état de choses actuel; mais, qu'il y a lieu d'inviter M. l'Architecte à étudier cette question et à en tenir compte dans le nouveau plan qu'il a dressé. Elle pense cependant, que si l'État voulait faire les frais de la dépense qui en résultera, la proposition de M. le Directeur pour un service spécial et provisoire, dans le préau inoccupé du quartier des hommes, pourrait être mise à exécution (voir à ce sujet la note insérée à la fin du présent rapport).

« La Commission profite de cette occasion pour renouveler le vœu déjà plusieurs fois émis, pour la mise à exécution, le plus tôt possible, des projets de reconstruction du quartier des hommes, d'achèvement du quartier des femmes et de création d'un pensionnat isolé. »

Comme les années précédentes, je vais donner la composition du personnel médical, administratif et de surveillance de l'Asile pendant l'année 1875.

Quant aux avantages alloués aux divers fonctionnaires ou employés, qu'il me soit permis de renvoyer au tableau annexe E.

1 Directeur-Médecin.
1 Médecin-Adjoint.
1 Aumônier.
2 Élèves internes.
1 Receveur-Économe.
1 Secrétaire de la Direction.
1 Sous-Econome.
1 Commis aux écritures.
19 Religieuses, dont 1 supérieure.
1 Organiste.
1 Concierge.
2 Chefs surveillants.
23 Infirmiers (y compris surveillance des jardins et domestiques particuliers).
28 Infirmières (y compris surveillance à l'ouvroir, la cuisine, la lingerie et domestiques particulières).
16 Hommes employés aux services généraux (1).
19 Femmes employées aux services généraux (2).
2 Reposantes.

120 Résidants, auxquels il faut ajouter :
1 chantre, 1 ophicléïde et 4 choristes non résidants.

(1) 1 Boulanger, 1 aide boulanger, 2 jardiniers, 1 concierge de l'intérieur, 1 tisserand, 1 serrurier, 1 barbier, 1 porcher, 1 cocher, 1 menuisier, 1 maçon, 1 frotteur, 1 vacher, 1 commissionnaire, 1 préposé au service des bains.

(2) 2 cuisinières, 1 laitière, 12 ouvrières, lingerie, vestiaire, literie, 1 employée à la pharmacie, 2 buandières, 1 baigneuse.

Je dois mentionner aussi les particularités suivantes :

M. le Dr Dufour, médecin-adjoint, 1re classe, ayant été nommé au même titre à l'Asile public d'aliénés de Bron, près Lyon, a quitté l'Asile de Sainte-Gemmes, le 16 août; il venait de remplir avec distinction les fonctions de Directeur-Médecin pendant un intérim de deux mois, et avait eu à présenter le compte de 1874 et les budgets supplémentaire de 1875 et primitif de 1876.

Il a été remplacé, le 31 août, par M. le Dr Deboudt (2e classe), ex médecin-adjoint de l'Asile public d'aliénés de Quimper, déjà honorablement connu dans la spécialité et dont le savoir et le zèle ont été promptement appréciés ici.

M. Coutant, élève interne, entré à l'Asile le 6 janvier (en remplacement de M. Bouteloup, Julien, démissionnaire), en est sorti par démission, le 31 août, pour se faire recevoir officier de santé. Il a été remplacé par M. Cesbron, Arthur-Abel-Alfred, bachelier ès-lettres et ès-sciences et élève de l'Ecole d'Angers.

Mme Proust, Marie-Véronique, sœur Sainte-Julienne, préposée à la surveillance de la boulangerie, et atteinte d'une maladie du cœur et de l'intestin, est décédée le 31 août, quelques jours après que le Conseil général lui avait accordé la position de reposante, et Mme Bravard, sœur Marie-Anastasie, préposée à la surveillance du pensionnat et entrée depuis peu de temps, est sortie le 3 septembre pour se rendre dans une autre obédience.

Elles ont été remplacées par Mme Bureau, sœur Saint-Médard, entrée le 31 août, et Mme Asseray, sœur Marie-Henriette, entrée le 3 septembre.

13 infirmiers sont sortis en 1875, 8 volontairement et 5 renvoyés.

9 infirmières sont sorties, 6 volontairement, 2 renvoyées et 1 décédée (phthisie).

6 hommes employés aux services généraux sont sortis en 1875, 2 volontairement et 4 renvoyés.

2 femmes employées aux services généraux sont sorties, 1 volontairement et 1 pour cause de maladie.

Tous ces employés ont été remplacés successivement, soit immédiatement, soit à quelques jours d'intervalle.

Le nombre des sorties et des renvois a été à peu près le même qu'en 1874.

La Commission de surveillance de l'Asile a été composée comme suit pendant l'année 1875 :

M. Mestayer, notaire honoraire, nommé le 29 décembre 1870;

M. Guinoyseau, ex-manufacturier, maire de Denée, nommé le 20 décembre 1872;

M. Bailly, ex-directeur de succursale de la Banque de France, nommé le 26 juin 1873;

M. Lainé-Laroche, ex-manufacturier, président de la Caisse d'épargne, nommé le 12 décembre 1873;

M. Sorin, chef de bataillon du génie en retraite, nommé le 12 décembre 1874.

Le bureau a été occupé en 1875, par MM. Mestayer, président et administrateur provisoire des biens des aliénés non interdits et Bailly, secrétaire.

M. Mestayer, membre sortant le 31 décembre 1875, a été réélu, par arrêté préfectoral, pour une nouvelle période de 5 ans, 1876-1880.

Tels sont tous les détails et tous les faits qu'il m'a paru nécessaire d'ajouter à l'exposition des résultats obtenus par l'administration de l'Asile, pendant l'année 1875.

Mais avant de passer à l'exposé du compte-rendu médical pour la même année, qu'il me soit permis de mentionner encore ici un dernier fait, bien qu'il me soit personnel.

Par arrêté, en date du 8 décembre dernier, M. le Ministre de l'Intérieur m'a promu à la 2e classe de mon grade, et si j'ai été sensible à ce témoignage favorable d'appréciation de mes efforts, je tiens aussi à exprimer ma gratitude et mes remerciements à vous, Monsieur le Préfet, qui m'avez accordé votre bienveillant appui et à qui revient l'initiative de cette promotion, à Messieurs les Membres de la Commission de surveillance auprès de qui j'ai toujours trouvé un accueil sympathique et des conseils éclairés et aux fonctionnaires et

4

ployés de l'Asile, dont le concours dévoué m'a facilité complissement du mandat qui m'a été confié.

*Le Directeur Médecin en chef,*

Dr V. COMBES.

Le 20 mai 1876.

u moment où je terminais ce rapport, j'ai reçu de M. le fet de Maine-et-Loire, une dépêche m'informant que, par te d'une décision de M. le Ministre de l'Intérieur, trois damnés aliénés, venus de la maison centrale de Fonte-ult, seront pris très-prochainement par des agents des nsports cellulaires pour être conduits à la maison centrale Gaillon (Eure).

| | PREMIÈRE CLASSE. | | DEUXIÈME CLASSE. | | TROISIÈME CLASSE. | | QUATRIÈME CLASSE | |
|---|---|---|---|---|---|---|---|---|
| | fr. | fr. | fr. | fr. | fr. | fr. | fr. | fr. |
| Pain | $0^k$,630 gr. à 0,25 | 0,15,75 | $0^k$,630 gr. à 0,25 | 0,15,75 | $0^k$,750 gr. à 0,25 | 0,18,75 | $0^k$,740 gr. à 0,25 | 0,18,50 |
| Viande | $0^k$,490 gr. à 1,09 | 0,53,41 | $0^k$,490 gr. à 1,09 | 0,53,41 | $0^k$,335 gr. à 1,09 | 0,36,51 | $0^k$,200 gr. à 1,09 | 0,21,80 |
| Vin | $0^l$,48 à 0,33 | 0,15,84 | $0^l$,44 à 0,33 | 0,14,52 | $0^l$,32 à 0,33 | 0,10,56 | $0^l$,10,8 à 0,33 | 0,03,56 |
| Comestibles | | 0,11 | | 0,11 | | 0,10,50 | | 0,07,75 |
| Café ou chocolat | | 0,15 | | 0,15 | | 0,10 | | 0,00 |
| Dessert | | 0,06 | | 0,03 | | 0,00 | | 0,00 |
| Chauffage et éclairage | | 0,07 | | 0,07 | | 0,07 | | 0,05 |
| Frais d'administration | | 0,80 | | 0,65 | | 0,40 | | 0,26 |
| Valeur locative | | 0,35 | | 0,25 | | 0,15 | | 0,14 |
| Vêture et lingerie | | 0,00 | | 0,00 | | 0,00 | | 0,10,50 |
| | | 2,39 | | 2,09,68 | | 1,48,32 | | 1,07,11 |
| Les Recettes ordinaires de 1875, déduction faite du montant des art. 2, 3, 13, 14, 15, partie de l'article 16 et 16 bis (ensemble 18,983f,77) s'élèvent à 348,508f,32 | RECETTE. | 19,341,66 | RECETTE. | 17,410,47 | RECETTE. | 24,127,95 | RECETTE. | 236,848,42 |
| Les Dépenses (déduction faite de l'art. 4, chap. 3) s'élèvent à 328,885f,09 | DÉPENSE. | 12,067,11 | DÉPENSE. | 12,761,12 | DÉPENSE. | 21,849,01 | DÉPENSE. | 231,702,49 |
| D'ou un excédant de Recette de. . . 19,623f,23 | BONI... | 7,274,55 | BONI... | 4,649,35 | BONI... | 2,278,94 | BONI... | 5,145,93 |
| | | | | | | | BONI TOTAL. | 19,348,77 |

# COMPTE MÉDICAL

## POUR L'ANNÉE 1875

---

MONSIEUR LE PRÉFET,

J'ai l'honneur de vous adresser le rapport médical sur le service pendant l'année 1875. Je suivrai pour ce travail les mêmes indications et le même ordre que les années précédentes :

### MOUVEMENT GÉNÉRAL DE LA POPULATION.

Moins élevé pour les admissions, le mouvement général a été plus considérable pour les sorties et les décès en 1875 qu'en 1874 ; aussi la population a-t-elle notablement diminué dans le cours de l'année.

Le nombre des aliénés présents le 1er janvier était :

689 individus, dont 281 hommes et 408 femmes.

Ont été admis dans l'année :

150 — dont 82 hommes et 68 femmes.

Ont donc été traités dans tout le cours de l'année :

839 — dont 363 hommes et 476 femmes.

Les sorties par guérison ont été au nombre de :

54 — dont 22 chez des hommes et 32 chez des femmes.

Les sorties par amélioration :

20 — dont 11 hommes et 9 femmes.

Les sorties pour autres causes (transfert, évasion, retrait par les familles ou renvoi par l'administration) :

23 — dont 16 hommes et 7 femmes.

Le nombre des décès a été de :

98 — dont 41 hommes et 57 femmes.

Le nombre des sorties et des décès étant de :

195 — dont 90 hommes et 105 femmes,

il reste comme présences le 31 décembre au soir :

644 aliénés, dont 273 hommes et 371 femmes.

Dans ces chiffres figurent comme entrées et comme sorties 4 individus : 1 homme et 3 femmes, qui n'ont pas été reconnus aliénés. Comme il n'en sera plus question dans le cours de ce rapport, voici à ce sujet quelques renseignements :

1° Le Viennès, Julien-Marie, âgé de 30 ans, condamné à 5 ans de prison pour vol et ayant subi sept condamnations antérieures pour vols, vagabondage et abus de confiance, est entré le 25 mars 1875, venant de Fontevrault, pour cause de lypémanie (d'après le certificat du médecin de la Maison Centrale); il n'a donné aucun signe d'aliénation mentale et j'allais demander sa sortie, quand il est parvenu à s'évader, grâce à la complicité d'un gardien breton comme lui.

Il était arrivé à faire croire à ce dernier qu'il avait enfoui un trésor dans les environs d'Angers et lui avait promis de lui en donner la moitié, s'il voulait lui ouvrir la porte pendant la nuit. Ils quittèrent l'asile ensemble, mais quelques heures après furent remarqués rôdant aux abords de la ville. Leur allure suspecte les fit arrêter ; le gardien fit deux mois de prison ; quant à Le Viennès, réintégré aussitôt à l'Asile, il fut remis quelques jours après (10 mai), à la gendarmerie pour être reconduit à la Maison Centrale.

2° M....., Louise-Marie, âgée de 19 ans, célibataire, couturière; entrée à l'asile le 27 mars 1875. Le certificat médical qui accompagnait l'arrêté préfectoral, portait que cette fille « a eu, il y a huit ans, une hémorrhagie cérébrale qui lui a laissé une hémiplégie à gauche et de fréquents accès d'épilepsie; il en est résulté une altération de l'intelligence qui la rend rebelle à toute direction et porte atteinte à ses facultés affectives. Sous l'influence de l'excitation sensuelle causée par la puberté, M..... ne garde aucune retenue dans ses paroles et laisse échapper des mots licencieux. On peut affirmer qu'elle n'a pas son libre arbitre et qu'elle est dominée par une névrose, la nymphomanie. »

A l'Asile, on n'a constaté chez cette fille, outre l'épilepsie, qu'un peu de faiblesse d'esprit; elle n'a donné aucun signe d'aliénation mentale ni de lubricité et nous l'avons rendue à sa famille le 1er août 1875.

3° Citoleux, Joséphine, âgée de 19 ans, célibataire, domestique, inculpée de vol et d'outrages aux objets du culte, est entrée à l'Asile, le 2 avril 1875, pour être soumise à un examen médical. M. le docteur Dufour, directeur médecin intérimaire, après l'avoir examinée, a consigné le résultat de ses observations dans un rapport dont les conclusions sont les suivantes :

« 1° Pour le moment, la fille Citoleux n'est pas aliénée et n'a donné à l'Asile aucun signe certain de folie; elle est, dès lors, responsable de ses actes; — 2° Il y a lieu de tenir très-grand compte pour atténuer cette responsabilité, d'un état de faiblesse intellectuelle native incontestable, d'accès antérieurs pouvant se rattacher à l'aliénation mentale; en outre et enfin, de l'existence non moins démontrée d'un état névropathique intermittent qui, dans certains moments, peut troubler les déterminations de l'inculpée. »

Remise à la gendarmerie, le 7 juin, pour être conduite à la prison, la fille Citoleux a été acquittée quelques jours après et remise à sa famille. Le jugement se fondait sur le peu de pertinence des faits incriminés.

4° Boussion, Honorée-Marie, âgée de 24 ans, célibataire, saltimbanque, inculpée de vol qualifié, a un casier judiciaire qui mentionne huit condamnations antérieures pour vagabondage, vols, outrages à la pudeur et outrages à des agents. Elle devait comparaître aux Assises de mai, quand des doutes sur la sanité de son esprit firent reporter son affaire aux Assises suivantes. M. le docteur Dufour, directeur médecin intérimaire, fut nommé pour l'observer et donner ensu'te son appréciation sur son état mental.

Boussion entra le 3 juin à l'Asile où elle fut soumise à un examen minutieux et de tous les instants. Voici les conclusions du remarquable rapport de M. Dufour :

« En résumé, nous sommes convaincu que Boussion simule la folie, les plus grandes probabilités existant en faveur de cette hypothèse; cependant nous ne pouvons en donner que des preuves purement morales, manquant d'un criterium absolu qui, en dehors des aveux spontanés, est du reste impossible à trouver. Nous observons l'inculpée depuis moins de deux mois seulement, aussi, en raison des difficultés du problème qui nous est soumis, notre conscience nous fait-elle un devoir de déclarer qu'une observation ultérieure et plus prolongée nous serait absolument nécessaire pour donner à notre conviction toute la certitude que doit comporter la déposition qu'on nous requiert de faire. »

Remise le 5 août à la gendarmerie pour être reconduite à la maison d'arrêt, Boussion fut quelques jours plus tard condamnée à 5 ans d'emprisonnement.

Je passe maintenant aux autres admissions. J'examinerai d'abord les malades admis pour la première fois, réservant pour plus tard ceux qui l'ont été après une ou plusieurs rechutes.

## ADMISSIONS.

Le nombre des admissions avait beaucoup augmenté en 1874; il a au contraire beaucoup diminué en 1875, et il faut remonter à quatre années en arrière pour en trouver un nombre aussi restreint. Il n'est pas inutile, d'ailleurs, de reproduire ici le chiffre des admissions pour les sept dernières années.

| | | | |
|---|---|---|---|
| En 1869 il y avait eu | | 119 admissions. | |
| 1870 | — | 147 | — |
| 1871 | — | 177 | — |
| 1872 | — | 181 | — |
| 1873 | — | 166 | — |
| 1874 | — | 202 | — |
| 1875 | — | 146 (1) | — |

Il serait difficile de trouver la vraie cause de cette décroissance, mais espérons qu'elle se maintiendra.

Sur ces 146 admissions, il y en a eu 32 après rechutes et 8 après transfèrement, évasion et retrait avant guérison.

Les aliénés admis pour la première fois sont au nombre de 106, dont 58 hommes et 48 femmes.

Comme les années précédentes, le nombre des hommes est plus élevé que celui des femmes ; peut-être cela provient-il de ce que les excès alcooliques qui ont été souvent notés comme cause ont été rencontrés presqu'exclusivement chez des hommes.

### NATURE DU PLACEMENT.

D'après la nature du placement, les admissions peuvent être ainsi réparties :

Aliénés admis sur la demande des parents, 100 : 55 hommes, 45 femmes.

Aliénés admis par ordre de l'autorité, 6 : 3 hommes et 3 femmes.

La proportion des placements d'office est plus faible encore que celle des deux années précédentes.

Parmi les placements volontaires on compte :

Aliénés au compte des départements ou administrations publiques, 72 : 41 hommes et 31 femmes.

Aliénés entièrement au compte des familles, 34 : 17 hommes et 17 femmes.

(1) Non compris les quatre individus non aliénés.

La proportion de ces derniers est plus forte en 1875 qu'en 1874 (dans cette dernière année on en avait trouvé 36 sur 136).

Parmi les rechutés ou transférés, les pensionnaires ont aussi été proportionnellement plus nombreux en 1875 (11 sur 38) qu'en 1874 (14 sur 60).

On peut donc dire avec plus d'assurance encore que les classes aisées ont été plus disposées à faire traiter leurs malades et à nous les confier ; elles ont continué à être plus soucieuses de leurs véritables intérêts que retenues par les préjugés. Je suis convaincu que cette disposition favorable s'accentuerait plus encore si nous avions un pensionnat bien organisé.

### AGE AU MOMENT DE L'ADMISSION DES ALIÉNÉS ADMIS DANS L'ANNÉE ET TRAITÉS POUR LA PREMIÈRE FOIS.

Ces aliénés peuvent être répartis ainsi :

| | | | |
|---|---|---|---|
| Au-dessous de 20 ans | 7 | 3 h. | 4 f. |
| Agés de 20 à 30 ans | 18 | 11 | 7 |
| de 30 à 40 | 27 | 15 | 12 |
| de 40 à 50 | 29 | 15 | 14 |
| de 50 à 60 | 11 | 6 | 5 |
| de 60 à 70 | 10 | 6 | 4 |
| de 70 ans et au-desus | 4 | 2 | 2 |
| D'âge inconnu | » | » | » |
| Total : | 106 | 58 h. | 48 f. |

Les périodes qui présentent le plus d'aliénés sont celles de 40 à 50 ans, de 30 à 40 ans et de 20 à 30 ans. Ces particularités ne doivent point étonner, les deux premières périodes sont les mêmes que les années précédentes ; on y trouve comme je l'ai déjà dit, l'homme aux prises d'abord avec ses tendances, avec ce qu'elles ont de plus énergique et en outre, avec tous les embarras de la profession, de la famille et de la fortune. Quant à la troisième, les jeunes gens ont été plus maltraités que les quinquagénaires, contrairement à ce qu'on avait constaté en 1874 et les ambitions naissantes et les entraînements passionnels ont été plus forts que les habitudes invétérées, les fatigues et les déceptions. Au-dessous de 20 ans on rencontre plus souvent l'insuffisance congéniale que la déviation des facultés mentales et après 60 ans la déviation avec l'affaiblissement.

### ÉTAT-CIVIL.

Sous le rapport de l'état-civil on trouve les chiffres suivants :

| | | | |
|---|---|---|---|
| Aliénés mariés . . . | 42 | 26 h. | 16 f. |
| Célibataires . . . . | 52 | 27 | 25 |
| Veufs ou veuves . . . | 9 | 3 | 6 |
| Etat-civil inconnu . . | 3 | 2 | 1 |
| Total . . | 106 | 58 h. | 48 f. |

En 1874 les aliénés mariés prédominaient. J'avais supposé que cela provenait de ce que pendant la guerre le nombre général des célibataires avait diminué; j'ajoutais cependant qu'il fallait encore chercher une autre cause. En 1875 les célibataires reprennent la tête de la ligne et nous revenons alors à ce qu'on remarquait habituellement dans les années antérieures; mais, par suite de quoi ce revirement brusque? Il est aussi difficile d'en trouver la cause que celle de l'exception de l'année précédente. Il n'y a rien du reste à signaler pour la proportion dans laquelle se présentent les hommes et les femmes de chaque catégorie si ce n'est la persistance à l'équilibre.

### INSTRUCTION.

L'examen des aliénés sous le rapport de l'instruction qu'ils avaient, donne les résultats suivants :

| | | | |
|---|---|---|---|
| Aliénés sachant lire . . . . . . | 9 | 4 h. | 5 f. |
| — sachant lire et écrire . . . | 57 | 32 | 25 |
| — ayant une instruction plus élevée . . . . . . . . | 5 | 2 | 3 |
| — n'ayant aucune instruction . | 29 | 17 | 12 |
| — d'instruction inconnue . . | 6 | 3 | 3 |
| Total. . | 106 | 58 h. | 48 f. |

Ces résultats diffèrent peu de ceux des années précédentes. Cependant la proportion des aliénés ayant une instruction plus élevée est un peu plus forte qu'en 1874.

Le nombre de ceux qui n'avaient reçu aucune instruction est encore trop considérable. Mais, comme je l'ai déjà dit, je n'en suis pas moins plus partisan d'une bonne et solide instruction pour ceux qui y paraissent aptes que d'une instruction répandue uniformément et, par cela même, souvent trop superficielle et trop incomplète.

Certaines natures ont souvent la tendance à abuser de ce qu'elles ont acquis plutôt qu'à en profiter sérieusement.

Sous le rapport de l'instruction, la proportion est, d'ailleurs, à peu près la même chez les hommes et chez les femmes.

### PROFESSIONS.

D'après les professions les mêmes aliénés sont ainsi répartis :

| | | | |
|---|---|---|---|
| Professions libérales . . . . . | 6 | 2 h. | 4 f. |
| Militaires ou marins . . . . . | 2 | 2 | » |
| Rentiers et propriétaires . . . . | 3 | 1 | 2 |
| Professions industrielles et commerciales . . . . . . . . . | 4 | 4 | » |
| Professions manuelles ou mécaniques . . . . . . . . . . | 30 | 15 | 15 |
| Professions agricoles . . . . . | 24 | 17 | 7 |
| Gens à gages. . . . . . . . . | 24 | 12 | 12 |
| Sans profession . . . . . . . | 9 | 3 | 6 |
| Profession inconnue . . . . . | 4 | 2 | 2 |
| Total . . | 106 | 58 h. | 48 f. |

Les professions manuelles et mécaniques prédominent comme dans les trois années précédentes. Les professions agricoles et les gens à gages viennent ensuite. Les professions libérales sont proportionnellement plus nombreuses que les années précédentes et le nombre des aliénés sans profession, qui avait déjà notablement diminué, n'a pas augmenté.

Faut-il en conclure, comme je l'avais déjà supposé, que la mendicité et le vagabondage aient diminué? On peut du moins l'espérer.

CAUSES PRÉSUMÉES DE L'ALIÉNATION DES MÊMES MALADES.

Nous avons toujours à nous plaindre de la discrétion et de l'amour-propre déplacés d'un certain nombre de familles qui ne nous donnent que des renseignements incomplets, quelquefois même erronés, ou qui laissent amener leurs malades par des personnes étrangères qui ne les connaissent pas ou presque pas. Sur plus d'un cinquième pour les causes prédisposantes et sur plus du quart pour les causes physiques, nous n'avons pu recueillir aucun renseignement et certainement sur presque la moitié du reste, on ne nous a donné rien que d'insignifiant et d'incomplet.

CAUSES PRÉDISPOSANTES. — HÉRÉDITÉ.

A ce point de vue, voici ce que nous avons remarqué :

| | | | |
|---|---|---|---|
| Individus issus d'un père aliéné. . | 10 | 3 h. | 7 f. |
| — — d'une mère aliénée. | 6 | 3 | 3 |
| — — d'un père et d'une mère aliénés . . | 2 | 1 | 1 |
| — — d'un père et d'une mère non aliénés. | 64 | 37 | 27 |
| — — de parents sur lesquels on n'a pas de renseignements . . . . | 24 | 14 | 10 |
| Total. . | 106 | 58 h. | 48 f. |

Dans 10 cas (4 hommes et 6 femmes) on a constaté l'hérédité collatérale.

Quoique le chiffre des héréditaires soit ici un peu plus élevé qu'en 1874, nous avons dans ce tableau une preuve de ce que je viens de dire à propos des renseignements incomplets et parfois erronés. L'hérédité joue un trop grand rôle dans la génération de la folie, pour qu'on puisse croire que parmi tous les aliénés admis dans l'année, un si petit nombre reconnaît cette cause prédisposante. Il est vraisemblable qu'elle doit exister chez plusieurs des 24 inconnus et même dans un certain nombre des 64 prétendus issus de parents non aliénés.

### CAUSES DÉTERMINANTES.

Quant aux causes déterminantes, physiques ou morales, à part quelques variations peu importantes, on a rencontré à peu près les mêmes particularités que les années précédentes.

*Causes physiques :*

| | | | |
|---|---|---|---|
| Effets de l'âge . . . . . | 2 dont | 1 homme | 1 femme. |
| Dénûment, misère . . . . | 2 | » | 2 |
| Onanisme, excès vénériens . | 4 | 3 | 1 |
| Excès alcooliques . . . . | 15 | 14 | 1 |
| Vice congénital. . . . . | 5 | 1 | 4 |
| Maladies propres à la femme. | 4 | » | 4 |
| Epilepsie . . . . . . . . | 5 | 3 | 2 |
| Autres maladies du système nerveux . . . . . . . | 5 | » | 5 |
| Maladies diverses . . . . | 4 | 2 | 2 |
| Autres causes physiques . . | 2 | 2 | » |
| Total des causes physiques | 48 dont | 26 hommes | 22 femmes |

*Causes morales :*

| | | | |
|---|---|---|---|
| Chagrins domestiques . . | 6 dont | 3 hommes | 3 femmes |
| Chagrins résultant de la perte d'une personne chère | 6 | 2 | 4 |
| Chagrins résultant de la perte de la fortune . . . . . | 2 | 1 | 1 |
| Chagrins résultant de l'ambition déçue . . . . . | 3 | 2 | 1 |
| Frayeur, saisissement. . . | 1 | » | 1 |
| Avarice . . . . . . . . | 2 | » | 2 |
| Jalousie . . . . . . . . | 1 | 1 | » |
| Amour . . . . . . . . . | 1 | » | 1 |
| *A reporter.* . . . | 22 dont | 9 hommes | 13 femmes |

| | | | |
|---|---|---|---|
| *Report* . . . . . | 22 dont | 9 hommes | 13 femmes |
| Événements politiques, guerre (crainte de partir comme soldat) . . . . . . . . | 1 | 1 | » |
| Dévotion exagérée . . . . | 3 | » | 3 |
| Autres causes morales . . | » | » | » |
| Total des causes morales. | 26 dont | 10 hommes | 16 femmes |
| Cause inconnue. . . . . | 32 | 22 | 10 |
| Total général . . . | 106 dont | 58 hommes | 48 femmes |

On a trouvé plusieurs causes réunies dans 19 cas : 7 hommes et 12 femmes. Ces cas ne figurent dans le tableau que pour la cause qui nous a paru la plus importante.

Parmi les causes physiques, celle qui prédomine de beaucoup, c'est l'abus des boissons alcooliques ; après viennent un vice congénital, l'épilepsie, l'hystérie, l'onanisme et les excès vénériens, et les maladies propres à la femme ; on trouve, d'ailleurs, plus d'hommes que de femmes.

Parmi les causes morales, celles qu'on a rencontrées le plus souvent sont les chagrins domestiques et le chagrin résultant de la perte d'une personne chère, puis le chagrin résultant de l'ambition déçue et la dévotion exagérée ou mal éclairée. Les causes morales ont été rencontrées plus souvent chez les femmes que chez les hommes.

La fréquence des excès alcooliques n'a point diminué, aussi ne peut-on trop désirer de voir réussir dans leurs louables efforts les sociétés de tempérance qui fonctionnent régulièrement, et dont les travaux ont été généralement et chaleureusement accueillis par la presse de Paris et des départements.

On n'a, d'ailleurs, rencontré qu'un seul cas dont l'origine parût remonter à des événements politiques et sinon à la guerre, du moins à la réorganisation de l'armée.

Le nommé J...., 39 ans, marié, illettré, chaisier, a été très-troublé par la crainte de faire partie de l'armée territoriale et d'être obligé de quitter les siens ; il s'est mis à se faire les cartes et en a, paraît-il, tiré de fâcheux augures. Depuis il est resté sous le coup d'une crainte vague, ayant des insomnies et s'inquiétant du moindre bruit. Il entendait aussi, parfois « les esprits d'en haut » et il aurait cherché à se faire du mal. Il est entré à l'Asile le 19 mai. Depuis, son état s'est amélioré, mais cette amélioration n'a pas été franche et à plusieurs reprises a éprouvé non pas seulement des temps d'arrêt, mais même de la rétrogradation.

Il ne serait pas impossible que quelques autres cas puissent être indirectement rattachés à la funeste épreuve de 1870, car, longtemps encore, probablement, nous serons exposés à retrouver des traces malheureuses de cette terrible secousse.

### MOIS DES ADMISSIONS POUR LES MÊMES ALIÉNÉS.

En examinant les admissions d'après l'époque de l'année à laquelle elles ont eu lieu, on les trouve groupées de la manière suivante :

| | Admissions | Hommes | Femmes |
|---|---|---|---|
| En janvier . . | 7 admissions dont | 2 hommes | 5 femmes |
| Février . . | 7 | 5 | 2 |
| Mars. . . | 12 | 5 | 7 |
| Avril . . | 5 | 3 | 2 |
| Mai . . . | 14 | 5 | 9 |
| Juin. . . | 9 | 5 | 4 |
| Juillet . . | 12 | 9 | 3 |
| Août . . | 7 | 3 | 4 |
| Septembre. | 5 | 2 | 3 |
| Octobre. . | 8 | 5 | 3 |
| Novembre . | 11 | 6 | 5 |
| Décembre . | 9 | 8 | 1 |
| Total . | 106 admissions dont | 58 hommes | 48 femmes |

A part avril et septembre qui présentent le moins d'admissions, et mai, mars, juillet et novembre qui en présentent le plus, les six autres mois diffèrent peu entre eux pour le nombre. La période qui présente le plus d'admissions est une demi-saison, moitié printemps moitié été, mais plutôt chaude d'ailleurs; il en avait été de même en 1873; mais en 1872 et en 1874 c'était la période d'été et en 1871 une période plus tardive encore. Il serait curieux de rechercher dans les bulletins météorologiques si l'on peut trouver un rapport entre cette fréquence des admissions et l'apparition des grandes chaleurs; mais je n'ai point ici d'éléments suffisants pour cette recherche.

DURÉE DE LA MALADIE DES MÊMES ALIÉNÉS AVANT LEUR ADMISSION.

Ces aliénés ont été admis :

| | | | |
|---|---|---|---|
| Dans le 1er mois de la maladie . . . . . . . . | 10 dont | 3 hommes | 7 femmes |
| De 1 à 3 mois . . . . . . | 12 | 5 | 7 |
| De 3 à 6 mois . . . . . . | 17 | 11 | 6 |
| De 6 mois à 1 an . . . . | 11 | 8 | 3 |
| De 1 an à 2 ans . . . . | 11 | 5 | 6 |
| De 2 ans et au-dessus . . | 23 | 13 | 10 |
| La maladie remontait à une époque inconnue . . . | 18 | 11 | 7 |
| Étaient aliénés depuis l'enfance . . . . . . . . | 4 | 2 | 2 |
| Total . . . | 106 dont | 58 hommes | 48 femmes |

Bien que ce ne soient pas les mêmes chiffres absolument, c'est à peu près ce qu'on avait remarqué pour les admissions des années précédentes ; le nombre des malades admis dans le premier mois de la maladie équivaut à peu près à celui de 1873 et est un peu plus favorable que celui de 1874. Il est très-désirable qu'il en soit toujours ainsi et même dans des proportions plus fortes encore, parce que la promptitude de l'application d'un traitement est la première condition favorable au malade. J'ai déjà dit les années précédentes : « Aussitôt qu'un médecin a jugé nécessaire le placement d'un aliéné dans un asile spécial, il faut prendre cette mesure le plus promptement possible et cela, non-seulement dans l'intérêt du malade lui-même, mais encore pour la sécurité des personnes qui l'entourent. A ce propos il ne faut pas perdre de vue que la distinction des aliénés en dangereux et non dangereux est presque illusoire ; elle est toujours très-difficile et très-souvent impossible. » Je le répète encore aujourd'hui avec le désir que tout le monde en soit convaincu.

DOMICILE DES ALIÉNÉS ADMIS DANS L'ANNÉE ET POUR LA PREMIÈRE FOIS.

Suivant qu'ils sont venus de la ville ou de la campagne, on trouve ces aliénés ainsi répartis :

| | | | |
|---|---|---|---|
| Aliénés habitant la ville. . | 45 dont | 23 hommes | 22 femmes |
| Aliénés habitant la campagne. . . . . . . | 60 | 35 | 25 |
| Aliénés d'origine inconnue. | 1 | » | 1 |
| Total. . . | 106 dont | 58 hommes | 48 femmes |

Nous n'avons pas eu d'aliénés d'origine étrangère.

En 1874 les habitants de la ville et ceux de la campagne s'étaient trouvés en nombre égal. Le résultat de 1875 est conforme à ceux des années antérieures, résultat naturel, d'ailleurs, la population des campagnes étant plus nombreuse que celle des villes.

Le département de Maine-et-Loire a fourni 86 aliénés dont 45 hommes et 41 femmes, c'est-à-dire 46 de moins que l'année précédente.

Je ne parle ici, bien entendu, que des aliénés admis et traités pour la première fois; si l'on voulait comprendre dans ce chiffre les rechutes, il faudrait ajouter 34 individus.

Ces aliénés sont répartis comme suit d'après l'arrondissement auquel ils appartiennent.

| POPULATION des arrondissements et du département. | | | | | | |
|---|---|---|---|---|---|---|
| 162,804 hab. | Arr. d'Angers, | 42 aliénés, | 21 h. et | 21 f. | (1 aliéné sur | 3,876 hab) |
| 91,484 | de Saumur, | 13 | 6 | 7 | (1 | 7,037) |
| 75,387 | de Baugé, | 10 | 7 | 3 | (1 | 7,538) |
| 125,774 | de Cholet, | 16 | 8 | 8 | (1 | 7,860) |
| 63,022 | de Segré, | 5 | 3 | 2 | (1 | 12,204) |
| 518,471 h. | pour le département | 86 aliénés, | 45 | 41 | (1 aliéné sur | 6,028 hab.) |

L'arrondissement d'Angers est toujours celui qui fournit proportionnellement le plus d'aliénés ; en 1875 cette proportion a cependant un peu diminué; elle a également diminué pour les quatre autres arrondissements.

Après l'arrondissement d'Angers, viennent par ordre de progression décroissante, les arrondissements de :

| En 1871 | En 1872 | En 1873 | En 1874 | En 1875 |
|---|---|---|---|---|
| Segré. | Segré. | Saumur. | Saumur. | Saumur. |
| Saumur. | Cholet. | Baugé. | Segré. | Baugé. |
| Cholet. | Saumur. | Segré. | Baugé. | Cholet. |
| Baugé. | Baugé. | Cholet. | Cholet. | Segré. |

Il serait très-difficile pour ne pas dire impossible de trouver les causes de ces variations.

La proportion d'aliénés donnée par le département a beaucoup diminué. En 1874, elle avait monté à un aliéné sur 3,928 habitants.

Il serait curieux, comme je l'ai déjà dit l'année dernière, de rechercher si cette nouvelle variation dans la génération de la folie est particulière à notre pays ou si elle a été remarquée dans d'autres départements et lesquels ; en un mot si elle n'est que locale ou si elle est générale. Je crois qu'on a fait dernièrement au Ministère de l'Intérieur un travail à cette fin et pour un certain nombre d'années antérieures à 1876 ; mais je n'en connais point encore le résultat.

Je n'ai même point encore reçu les dernières livraisons de la statistique publiée par le Ministère de l'Agriculture et du Commerce.

Quant aux aliénés étrangers au département de Maine-et-Loire, ils sont venus de :

| | | | |
|---|---|---|---|
| Côtes-du-Nord . . . . . | 1 dont | 1 homme | » femmes |
| Ille-et-Vilaine . . . . . . | 1 | 1 | » |
| Indre-et-Loire . . . . . . | 3 | » | 3 |
| Loir-et-Cher . . . . . . | 2 | 2 | » |
| Loire-Inférieure . . . . | 4 | 3 | 1 |
| Mayenne . . . . . . . . | 4 | 3 | 1 |
| Puy-de-Dôme . . . . . . | 1 | 1 | » |
| Sarthe . . . . . . . . . | 2 | 1 | 1 |
| Seine-et-Oise . . . . . . | 1 | 1 | » |
| Origine inconnue . . . . | 1 | » | 1 |
| Totaux . . . | 20 dont | 13 hommes | 7 femmes |

La femme d'origine inconnue paraissait âgée d'une cinquantaine d'années ; elle avait été arrêtée à Angers et était entrée à l'Asile le 16 juin ; elle était en démence et était incapable de donner aucun renseignement sur son nom, son domicile, sa profession, etc.; on n'obtint d'elle que quelques mots bretons qui firent penser qu'elle avait été autrefois en traitement à l'Asile Saint-Jacques de Nantes. Elle a succombé le 15 juillet suivant à la dyssenterie.

### CARACTÈRE ET CIRCONSTANCES AGGRAVATIVES DE LA MALADIE DES MÊMES ALIÉNÉS.

Ces aliénés peuvent être classés ainsi :

| | | | |
|---|---|---|---|
| Lypémanie simple . . . . | 33 dont | 13 hommes | 20 femmes |
| — compliquée d'épilepsie . . . . . . . | » | » | » |
| Lypémanie compliquée de paralysie générale . . . | » | » | » |
| Manie simple . . . . . . | 29 | 16 | 13 |
| — compliquée d'épilepsie | 3 | 2 | 1 |
| — — de paralysie générale . . . . . | 5 | 5 | » |
| Démence simple . . . . . | 14 | 7 | 7 |
| — compliquée d'épilepsie . . . . . . . . | » | » | » |
| Démence compliquée de paralysie générale . . . . | 14 | 12 | 2 |
| Idiotie simple . . . . . . | 5 | 2 | 3 |
| — compliquée d'épilepsie . . . . . . . . . . | 3 | 1 | 2 |
| Totaux . . . | 106 dont | 58 hommes | 48 femmes |

Nous n'avons pas reçu de goîtreux ; mais parmi les malades admis dans l'année se trouvaient plusieurs scrofuleux et plusieurs phthisiques.

La prédominance de la lypémanie se fait encore remarquer ; mais elle est un peu moins prononcée qu'en 1874 ; après elle vient la manie dont la proportion est encore assez forte, et enfin la démence et l'idiotie.

Le nombre des cas d'épilepsie est à peu près le même qu'en 1874, mais celui des cas de paralysie générale est proportionnellement beaucoup plus élevé (en 1874, 17 cas sur

148 admissions; en 1875, 18 cas sur 106 admissions). Il n'y en a que deux cas chez des femmes.

Les formes de délire ont été à peu près comme les années précédentes et ont présenté par ordre de fréquence : des idées de persécutions, des idées religieuses, de damnation et d'ensorcellement, des préoccupations hypochondriaques; la peur d'être volé, pillé, tué, empoisonné, brûlé; l'obsession imaginaire par des influences occultes; des idées terrifiantes (presque toujours avec des hallucinations ou illusions), à propos de tout et de tous; des tendances à la violence, au suicide, au vagabondage; d'un autre côté des idées ambitieuses et de richesses exagérées et des tendances à la prodigalité, des idées érotiques, du penchant à l'onanisme, dans un grand nombre de cas du penchant à l'ivrognerie.

Parmi les idées et actions délirantes de divers aliénés admis dans l'année, je citerai seulement les suivantes :

D... se dit contraint à certains actes, à frapper, à voler, à se promener la nuit.

M... s'imagine qu'on l'insulte, qu'on le vole, que sa femme et la justice même s'entendent avec ses ennemis; il veut apprendre le droit pour se défendre lui-même.

G... ressent dans la tête un vide et quelque chose qui remue dedans.

R... voit tout tourner autour d'elle; sa maison va tomber; sa robe se relève malgré elle.

M... prétend que ses intestins sèchent; il a dans le corps un démon qui lui reproche d'avoir profané une hostie consacrée; à l'Asile, trompant la surveillance, il est parvenu à se pendre ; heureusement il a été détaché et secouru à temps.

G... entend dans ses oreilles des voix invisibles et un souffle qui lui répond du cœur.

A... est, dit-elle, persécutée par son mari, son fils, ses voisins; son mari lui fait des infidélités avec une femme morte.

D... possède plusieurs châteaux et est mariée au curé de sa paroisse, mais des jaloux veulent l'empoisonner pour jouir de ce qu'elle a.

P... prétend que sa maison est inhabitable, qu'il sort des murs une fumée qui salit sa chemise, son gilet de peau et entre même dans son étui à lunettes.

B... a le diable dans le corps au milieu d'une foule d'animaux; elle refuse de manger.

D... est espionné par ses co-détenus de la centrale qui l'ont poursuivi jusque dans des tunnels; on lui scrute l'anus au moyen d'un appareil qui peut pénétrer à 40 mètres de profondeur et l'on frotte son pain avec des rats crevés.

R... Ses voisins l'espionnent, l'insultent, lui font des propositions déshonnêtes; on la tourmente au moyen de la physique et de mauvaises odeurs de vermine pourrie.

### HALLUCINATIONS.

Quant aux hallucinations, le travail a été fait sur la totalité des admissions et on a remarqué les particularités suivantes :

| | Total | Hommes | Femmes |
|---|---|---|---|
| *Hallucinations d'un sens.* | | | |
| De l'ouïe . . . . . . . . | 21 dont | 10 hommes | 11 femmes |
| De la vue. . . . . . . . | 6 | 4 | 2 |
| *Hallucinations de deux sens.* | | | |
| De la vue et de l'ouïe . . . | 34 | 15 | 19 |
| De la vue et du toucher . . | 1 | 1 | » |
| *Hallucinations de trois sens.* | | | |
| De la vue, de l'ouïe et du goût. | 2 | 2 | » |
| De la vue, de l'ouïe et de l'odorat. . . . . . . | 2 | 1 | 1 |
| De la vue, de l'ouïe et du toucher . . . . . . . | 4 | 2 | 2 |
| *Hallucinations de quatre sens.* | | | |
| De la vue, de l'ouïe, du goût, de l'odorat . . . . . | 3 | 2 | 1 |
| *Hallucinations des cinq sens.* | 1 | » | 1 |
| Hallucinations de la sensibilité interne . . . . . | 3 | 1 | 2 |
| Hallucinations mal définies . | 14 | 8 | 6 |
| Totaux. . . . | 91 dont | 46 hommes | 45 femmes |

Chez quelques aliénés on a aussi constaté des illusions de divers sens, particulièrement de la vue et de l'ouïe et presque toujours concurremment avec des hallucinations.

Un grand nombre de ces hallucinations étaient purement psychiques.

Enfin, si chez certains aliénés on n'a pas signalé d'hallucinations ni d'illusions, il ne faudrait pas en conclure absolument qu'ils n'en avaient pas; quelques-uns se renferment dans un mutisme obstiné, d'autres se rendent difficilement compte de ce qu'ils éprouvent et plus difficilement encore peuvent l'expliquer.

## CURABILITÉ ET INCURABILITÉ PRÉSUMÉES.

Les aliénés entrés en 1875 et traités pour la première fois, doivent être répartis ainsi au point de vue de leur état de curabilité ou d'incurabilité :

| | | | |
|---|---|---|---|
| Présumés curables . . . | 43 dont | 20 hommes | 23 femmes |
| Présumés incurables. . . | 63 | 38 | 25 |
| Totaux. . | 106 dont | 58 hommes | 48 femmes |

Parmi les autres aliénés admis par transfèrement ou réintégration après rechute, on trouve :

| | | | |
|---|---|---|---|
| Présumés curables . . . | 20 dont | 12 hommes | 8 femmes |
| Présumés incurables. . . | 20 | 11 | 9 |
| Totaux. . | 40 dont | 23 hommes | 17 femmes |

Ce qui, pour les 146 aliénés admis dans l'année 1875, donne :

| | | | |
|---|---|---|---|
| Présumés curables . . . | 63 dont | 32 hommes | 31 femmes |
| Présumés incurables. . . | 83 | 49 | 34 |
| Totaux. . | 146 dont | 81 hommes | 65 femmes |

La proportion des incurables est encore bien défavorable :

On avait en 1873 : 80 curables et 86 incurables sur 166 admissions, et en 1874 : 75 curables et 125 incurables sur 200 admissions.

RECHUTES (ÉPOQUE ET NOMBRE).

Jusqu'ici il n'a été, pour ainsi dire, question que des aliénés admis et traités pour la première fois dans un asile ; il y en a encore un certain nombre qui ont été admis après une ou plusieurs rechutes ; voici ce qu'on a remarqué à leur égard :

Nous avons trouvé 32 rechutes : 18 chez des hommes et 14 chez des femmes. C'est à peu près la même proportion qu'en 1873 et en 1874.

Si on classe ces aliénés d'après l'époque de leur rechute, on doit les répartir ainsi :

| Rechutés dans les 3 premiers mois | | | |
|---|---|---|---|
| de la guérison. . . . | 6 dont | 4 h. | 2 f. |
| — dans les 4e, 5e et 6e mois . | 4 | 1 | 3 |
| — dans les 6 mois suivants . | 3 | 1 | 2 |
| — dans la 2e année. . . . | 4 | 2 | 2 |
| — dans la 3e année. . . . | 3 | 2 | 1 |
| — dans la 4e année. . . . | 2 | 1 | 1 |
| — dans les 6 années suivantes. | 10 | 7 | 3 |
| Totaux. . | 32 dont | 18 h. | 14 f. |

En général les risques de rechute diminuent à mesure qu'on s'éloigne de la précédente maladie. En 1874 les rechutes avaient été surtout nombreuses dans les 4e, 5e et 6e mois.

En 1875 c'est dans les trois premiers mois après la guérison que nous les trouvons plus fréquentes.

Quant au nombre des rechutes éprouvées par chacun des mêmes aliénés, on a remarqué que :

| | | | | |
|---|---|---|---|---|
| 20 étaient rechutés | pour la 1re fois. | 11 hommes | 9 femmes |
| 6 — — | pour la 2e fois. | 3 | 3 |
| 5 — — | pour la 3e fois. | 3 | 2 |
| 1 — — | pour la 4e fois. | 1 | » |
| 32 | | 18 hom. | 14 femmes |

Je ne puis que répéter, à propos des rechutes, ce que j'ai déjà dit l'année dernière : « Il est souvent difficile de préciser quelles ont été les causes des rechutes, mais on peut assurer que souvent, en rentrant dans leurs foyers, les individus qui sortent des asiles se retrouvent au milieu des mêmes causes qui avaient déjà produit la première atteinte (chagrins domestiques, misère, etc.), souvent aussi les habitudes premières survivent à la disparition de la folie ; ainsi bien souvent les excès alcooliques et d'autre nature sont pour beaucoup dans la production des rechutes. »

### TRANSFÈREMENTS.

Les aliénés admis par transfèrement figurant ou devant figurer dans les rapports statistiques des asiles d'où ils ont été extraits, je ne m'en suis occupé dans ce travail qu'à propos du mouvement général de la population et de l'examen de l'état de curabilité ou d'incurabilité. Ces aliénés au nombre de 2, n'ont d'ailleurs, rien présenté qui mérite d'être signalé.

## SORTIES.

Je ne m'occuperai ici que des sorties par guérison, laissant de côté, non-seulement les sorties par évasion, transfèrement, retrait par les familles avant guérison, mais même les sorties par amélioration :

Je constaterai seulement que ces dernières sont au nombre de 20 : 11 hommes et 9 femmes.

En 1874 elles avaient été au nombre de 15 : 6 hommes et 9 femmes.

En 1873 la proportion des guérisons aux admissions était de 30 0/0.

En 1874 cette même proportion était de 25 0/0.

En 1875 elle a été d'au moins 36 0/0.

Cette proportion est très-avantageuse et doit être considérée comme certainement supérieure à la moyenne générale obtenue dans tous les asiles français. — Il ne faut pas oublier :

1° Qu'au 31 décembre 1874 le nombre des aliénés présumés

curables ne représentait guère que la sixième partie de la population totale ;

2° Que parmi les aliénés entrés en 1875, le nombre des curables ne représentait que les deux tiers environ du nombre des incurables ;

3° Et enfin que dans ces dernières années les admissions se sont toujours produites dans des conditions de plus en plus défavorables.

### SEXE.

Aliénés guéris : 54, dont 22 hommes et 32 femmes ; en 1874 nous en avions 50, dont 21 hommes et 29 femmes.

Il y a donc encore prédominance du nombre des femmes. Cette particularité provient certainement de ce qu'en 1874, parmi les aliénés présumés curables, il y avait plus de femmes que d'hommes.

### AGE.

Les aliénés guéris doivent sous le rapport de l'âge être ainsi classés :

| | | | |
|---|---|---|---|
| Agés de 15 à 20 ans. . . | 2 dont | » hommes | 2 femmes |
| de 20 à 30 ans. . . | 8 | 4 | 4 |
| de 30 à 40 ans. . . | 18 | 9 | 9 |
| de 40 à 50 ans. . . | 17 | 6 | 11 |
| de 50 à 60 ans. . . | 6 | 2 | 4 |
| de 60 à 70 ans. . . | 3 | 1 | 2 |
| Totaux . . | 54 dont | 22 hommes | 32 femmes |

Les périodes de 30 à 40 ans et de 40 à 50 ans sont celles qui présentent le plus de guérisons. C'est à peu près ce que nous avons constaté pour l'âge des aliénés admis dans l'année. Il en avait été de même en 1873 et aussi à peu près en 1874.

### PROFESSIONS.

Au sujet des professions des aliénés guéris, je n'ai rien trouvé qui mérite d'être signalé.

CAUSES DE L'ALIÉNATION CHEZ LES MÊMES ALIÉNÉS GUÉRIS.

On a constaté l'hérédité de l'aliénation seulement 15 fois, chez 6 hommes et 9 femmes :

| | | | | | |
|---|---|---|---|---|---|
| L'hérédité | paternelle, | 4 fois, | chez 1 | hommes et 3 | femmes |
| — | maternelle, | 6 fois, | 3 | 3 | |
| — | double, | 1 fois, | 1 | » | |
| — | collatérale, | 4 fois, | 1 | 3 | |

Sur les deux tiers des autres cas on n'a pas trouvé d'antécédent héréditaire et sur l'autre tiers on n'avait pas de renseignements.

Quant aux causes déterminantes, physiques ou morales, en voici le tableau :

*Causes physiques.*

| | | | |
|---|---|---|---|
| Excès alcooliques . . . | 12 dont | 11 hommes | 1 femme |
| Excès vénériens . . . . | » | » | » |
| Misère, privations . . . | 2 | 1 | 1 |
| Épilepsie, hystérie . . . | 4 | » | 4 |
| Troubles menstruels. . . | 2 | » | 2 |
| État puerpuéral . . . . | 3 | » | 3 |
| Fièvre typhoïde . . . . | 1 | » | 1 |
| Autres maladies . . . . | 3 | 2 | 1 |
| Total des causes physiques. | 27 dont | 14 hommes | 13 femmes |

*Causes morales.*

| | | | |
|---|---|---|---|
| Chagrins domestiques . . | 5 dont | 2 hommes | 3 femmes |
| Perte de personnes chères. | 5 | 2 | 3 |
| Perte de fortune, revers . | 2 | 1 | 1 |
| Frayeur. . . . . . . . | 1 | » | 1 |
| Jalousie. . . . . . . . | 2 | » | 2 |
| Dévotion exagérée . . . | 1 | » | 1 |
| Total des causes morales | 16 | 5 | 11 |
| Cause inconnue . . . . | 5 | 1 | 4 |
| Pas de renseignements. . | 6 | 2 | 4 |
| Total général . . | 54 | 22 | 32 |

On a rencontré plusieurs causes dans 8 cas, dont 2 hommes et 6 femmes.

On voit que les causes qui ont été signalées comme les plus fréquentes sont, pour les causes physiques, les excès alcooliques, les maladies nerveuses et l'état puerpéral, et pour les causes morales, les chagrins domestiques, la perte de personnes chères; c'est à peu près exactement ce qu'on avait déjà constaté pour l'année 1874.

Pour les causes physiques il y a proportionnellement moins de femmes que d'hommes; mais elles prédominent pour les causes morales.

On pourrait encore ici renouveler, sur l'insuffisance regrettable des renseignements obtenus, les observations que j'ai faites plus haut à propos des admissions.

### DURÉE DU TRAITEMENT DES ALIÉNÉS GUÉRIS.

La guérison a été obtenue après un traitement de :

| | | | |
|---|---|---|---|
| Quelques jours à 1 mois. . | 5 dont | 2 hommes | 3 femmes |
| 1 à 3 mois . . . . . . . | 15 | 8 | 7 |
| 3 à 6 mois . . . . . . . | 15 | 5 | 10 |
| 6 mois à 1 an . . . . . . | 11 | 3 | 8 |
| 1 an à 2 ans . . . . . . | 5 | 2 | 3 |
| 2 ans à 5 ans . . . . . . | 3 | 2 | 1 |
| Totaux. . . | 54 dont | 22 hommes | 32 femmes |

Le premier semestre de traitement donne, comme on le voit, beaucoup plus de guérisons que des périodes plus longues; c'est ce qu'on a rencontré, et dans des proportions à peu près identiques, dans les années précédentes.

### DOMICILE DES ALIÉNÉS GUÉRIS.

Sous le rapport de la résidence à la ville ou à la campagne, on trouve :

| | | | |
|---|---|---|---|
| Habitant la ville . . . . . | 24 guéris, dont | 8 h. | 16 f. |
| Habitant la campagne . . | 30 — | 14 | 16 |
| Total . . | 54 guéris, dont | 22 h. | 32 f. |

Ce résultat est d'accord avec ce qu'on rencontre généralement et avec ce que nous avons vu à propos du domicile des admis.

Voilà tout ce que j'avais à dire sur les guérisons obtenues en 1875 ; leur nombre, je le répète, est élevé et doit être considéré comme avantageux. Il l'avait été moins en 1874 ; mais alors nous étions d'une année plus rapprochés de l'époque néfaste et nous venions de traverser deux années de cherté de vivres qui pesaient encore lourdement sur les populations. Puisse cette dernière cause de malaise ne revenir que le plus rarement possible et la première jamais.

## DÉCÈS.

Dans le courant de l'année 1875, le nombre des décès s'est élevé à 98, dont 41 hommes et 57 femmes.

Nous en avions eu les années précédentes :

| | | | |
|---|---|---|---|
| En 1871. . . | 117 | En 1873. . . | 82 |
| En 1872. . . | 81 | En 1874. . . | 88 |

Le chiffre de 1875 représente comme mortalité environ un 8e 1/2 de tous les malades traités (839), soit 11,68 0/0 et un peu moins d'un 7me de la population moyenne (663), soit 14,80 0/0.

Tous ces décès ont eu lieu par cause naturelle.

En 1873 il y avait eu parmi les décédés plus d'hommes que de femmes ; en 1874 l'inverse a eu lieu ; en 1875 les femmes prédominent encore.

Dans la population de l'asile le nombre de femmes est d'ailleurs prédominant ; et l'exception de 1873 est restée inexplicable.

### DURÉE DU TRAITEMENT DE L'ALIÉNATION CHEZ LES ALIÉNÉS DÉCÉDÉS.

Ces aliénés ont succombé après :

| | | | |
|---|---|---|---|
| 8 à 15 jours de traitement. | 3 dont | 1 homme | 2 femmes |
| 15 jours à 1 mois . . . . | 3 | 3 | » |
| *A reporter.* . . . | 6 dont | 4 hommes | 2 femmes |

| | | | |
|---|---|---|---|
| *Report.* . . . | 6 dont | 4 hommes | 2 femmes |
| 1 mois à 3 mois . . . . | 10 | 4 | 6 |
| 3 mois à 6 mois . . . . | 11 | 4 | 7 |
| 6 mois à 1 an . . . . . . | 11 | 5 | 6 |
| 1 an à 2 ans . . . . . . | 16 | 8 | 8 |
| 2 ans à 5 ans . . . . . . | 16 | 6 | 10 |
| 5 ans et au-dessus . . . | 28 | 10 | 18 |
| Totaux . . | 98 dont | 41 hommes | 57 femmes |

Le nombre des aliénés décédés dans le premier mois de leur séjour à l'asile est à peu près le même que dans les trois années précédentes. Il est relativement assez élevé et cela provient du mauvais état dans lequel plusieurs malades nous ont été amenés, quelques-uns ont succombé à des maladies incidentes dont ils étaient atteints avant leur entrée à l'asile. Il ne serait pas étonnant que le transfert lui-même ait aggravé leur situation. Quel que soit, d'ailleurs, le nombre de ces décès survenus dans les premières semaines du traitement, il me paraît inutile d'invoquer ici l'influence morale fâcheuse que, suivant des assertions peu fondées, l'internement pourrait avoir sur les aliénés, et le simple examen des faits vient à l'appui de cette opinion.

Un certain nombre d'aliénés étaient à l'asile depuis fort longtemps :

3 depuis 15 ans ; 3 de 17 à 19 ans ; 6 de 20 à 25 ans ; 3 de 28 à 31 ans.

### PROFESSIONS DES ALIÉNÉS DÉCÉDÉS.

Il n'y a rien de bien important à relever à propos des professions des aliénés décédés, si ce n'est que celles qui prédominent sont les professions agricoles et les professions manuelles ou mécaniques à peu près sur la même ligne.

Il en était de même en 1874 ; mais en 1872 et en 1873 les professions manuelles ou mécaniques prédominaient.

### AGE.

Sous le rapport de l'âge au moment du décès, les aliénés décédés dans l'année ont été groupés ainsi :

| | | | |
|---|---|---|---|
| Agés de 15 à 20 ans. . . | 1 dont | 1 homme | » femme |
| de 20 à 30 ans. . . | 4 | 4 | » |
| de 30 à 40 ans. . . | 22 | 12 | 10 |
| de 40 à 50 ans. . . | 21 | 8 | 13 |
| de 50 à 60 ans. . . | 17 | 6 | 11 |
| de 60 à 70 ans. . . | 21 | 7 | 14 |
| de 70 ans et au-dessus | 10 | 3 | 7 |
| D'âge inconnu. . . . . | 2 | » | 2 |
| Totaux. . . | 98 dont | 14 hommes | 57 femmes |

En 1873 et en 1874, la période qui avait donné le plus de décès était celle de 50 ans à 60 ans ; en 1872 c'était celle de 60 à 70 et en 1871, celle de 40 à 50 ans. En 1875 c'est celle de 30 à 40 ans qui prédomine et après viennent celles de 40 à 50 ans et de 60 à 70 ans.

Je ne sais à quelle cause attribuer ces variations ; peut-être, cependant, ne dépendent-elles que de simples coïncidences; elles peuvent bien dépendre aussi de la nature même des causes de décès; ainsi, en 1875 on a constaté un nombre assez considérable de phthisies pulmonaires et de paralysies générales et on retrouve le plus de décès dans les périodes d'âge où ces maladies se rencontrent le plus ordinairement.

### AGE MOYEN DES ALIÉNÉS DÉCÉDÉS.

Quoi qu'il en soit, l'âge moyen des aliénés décédés est encore assez élevé; il est d'un peu moins de 50 ans, il avait été les années précédentes :

En 1871 de 48 ans 1/2 — En 1873 de 50 ans 1/2
En 1872 de 50 ans 1/2 — En 1874 de 49 ans 2/3

### CAUSES D'ALIÉNATION CHEZ CES MÊMES ALIÉNÉS.

Bien qu'il n'y ait rien de bien saillant dans l'examen des causes de l'aliénation des individus décédés en 1875, je vais cependant en reproduire ici le tableau.

CAUSE PRÉDISPOSANTE. — HÉRÉDITÉ.

On a trouvé l'hérédité paternelle dans 3 cas, 2 h. et 1 f.
— — maternelle dans 4 cas, 2 h. et 2 f.
— — collatérale dans 2 cas, 1 h. et 1 f.

Pour la majeure partie des autres cas on n'avait recueilli que des renseignements incomplets ou même aucun.

CAUSES DÉTERMINANTES.

*Causes physiques.*

| | | | |
|---|---|---|---|
| Effets de l'âge . . . . . | 1 dont | » hommes | 1 femme. |
| Excès alcooliques . . . . | 5 | 4 | 1 |
| Excès vénériens, onanisme . | 2 | 2 | » |
| Epilepsie (5), hystérie (2) . | 7 | 4 | 3 |
| Maladies diverses . . . . | 5 | 2 | 3 |
| Maladies propres à la femme. | 3 | » | 3 |
| Vice congénital. . . . . | 4 | 2 | 2 |
| Total des causes physiques | 27 dont | 14 hommes | 13 femmes |

*Causes morales.*

| | | | |
|---|---|---|---|
| Chagrins domestiques. . . | 7 dont | 2 hommes | 5 femmes |
| Perte d'une personne chère. | 4 | 2 | 2 |
| Perte de procès, pertes, revers . . . . . . . . | 4 | 2 | 2 |
| Dévotion exagérée. . . . | 1 | » | 1 |
| Privations, misère. . . . | 3 | 1 | 2 |
| Influence produite par la guerre. . . . . . . | 1 | 1 | » |
| Autres causes morales . . | 2 | 2 | » |
| Total des causes morales. | 22 dont | 10 hommes | 12 femmes |
| Cause inconnue. . . . . | 16 | 5 | 11 |
| Pas de renseignements . . | 33 | 12 | 21 |
| Total général . . . . | 98 dont | 41 hommes | 57 femmes |

Nous retrouvons ici que les causes les plus fréquentes sont à peu près les mêmes que celles qui ont été signalées pour les admissions et les guérisons, sauf, toutefois, les névroses qui prédominent dans les causes physiques.

### DÉCÈS PAR MOIS.

Voici maintenant le classement des décès par mois :

| | | | |
|---|---|---|---|
| Janvier. . . . | 10 décès dont | 4 hommes et | 6 femmes. |
| Février. . . . | 14 | 7 | 7 |
| Mars . . . . . | 17 | 7 | 10 |
| Avril . . . . . | 7 | 4 | 3 |
| Mai . . . . . . | 8 | 3 | 5 |
| Juin. . . . . . | 4 | » | 4 |
| Juillet . . . . | 4 | 1 | 3 |
| Août . . . . . | 6 | 3 | 3 |
| Septembre . . | 5 | 3 | 2 |
| Octobre . . . | 3 | 1 | 2 |
| Novembre . . . | 6 | 3 | 3 |
| Décembre . . . | 14 | 5 | 9 |
| Total . . | 98 décès dont | 41 hommes et | 57 femmes. |

Les mois qui ont donné le plus de décès sont mars, février et décembre; et ceux qui en ont donné le moins sont octobre, juin et juillet.

En 1873 ceux qui en avaient donné le plus étaient avril, février et janvier, et en 1874 c'étaient décembre, avril, janvier et février.

La plus grande mortalité se rencontre donc habituellement dans les premiers et le dernier mois de l'année, dans la saison dure.

### CARACTÈRES DE L'ALIÉNATION CHEZ LES ALIÉNÉS DÉCÉDÉS.

Sous ce rapport les aliénés décédés doivent être ainsi classés :

| | | | |
|---|---|---|---|
| Lypémanie . . . . . . . | 19 dont | 4 hommes | 15 femmes |
| Manie . . . . . . . . . . | 16 | 8 | 8 |
| Démence . . . . . . . . | 55 | 25 | 30 |
| Idiotie ou imbécillité . . . | 8 | 4 | 4 |
| Total . . . . | 98 dont | 41 hommes | 57 femmes |

La démence prédomine de beaucoup; la lypémanie et la manie donnent encore des chiffres assez importants; mais la plupart des cas de ces catégories étaient déjà chroniques. Aussi, parmi tous ces décédés ne se trouvait-il qu'un nombre très-restreint d'individus présumés curables au point de vue mental.

Je dois signaler ici que des circonstances aggravatives ont été constatées dans un assez

| | | | |
|---|---|---|---|
| grand nombre de cas . . . | 23 dont | 17 hommes | 6 femmes |
| L'épilepsie . . . . . . . | 5 | 4 | 1 |
| La paralysie générale . . | 18 | 13 | 5 |

En 1874 sur 88 décès on avait constaté l'épilepsie 5 fois et la paralysie générale 16 fois; proportionnellement le nombre des paralysies générales est à peu près le même; mais nous avons vu aux admissions que la paralysie générale, après un temps d'arrêt, avait en 1875 éprouvé une recrudescence dans son développement.

### MALADIES CAUSES DE DÉCÈS.

Ces causes sont les suivantes :

| | | | |
|---|---|---|---|
| Œdême cérébral . . . . | 2 dont | » hommes | 2 femmes |
| Hémorrhagie cérébrale . . | 6 | » | 6 |
| Congestion cérébrale . . . | 5 | 2 | 3 |
| Ramollissement cérébral . . | 1 | » | 1 |
| Paralysie générale, congestion . . . . . . . . | 5 | 4 | 1 |
| Paralysie générale, marasme | 12 | 9 | 3 |
| Épilepsie (série d'accès) . . | 2 | 1 | 1 |
| Congestion pulmonaire . . | 1 | » | 1 |
| Bronchite chronique . . . | 3 | 1 | 2 |
| Broncho-pneumonie . . . | 3 | 2 | 1 |
| Pneumonie . . . . . . . | 3 | 1 | 2 |
| Pleurésie . . . . . . . . | 1 | 1 | » |
| Phthisie . . . . . . . . | 22 | 8 | 14 |
| Maladies organiques du cœur | 9 | 3 | 6 |
| Entérite chronique. . . . | 1 | » | 1 |
| *A reporter*. . . . | 76 dont | 32 hommes | 44 femmes |

| | | | |
|---|---|---|---|
| *Report.* . . . | 76 dont | 32 hommes | 44 femmes |
| Dyssenterie . . . . . . . | 4 | 3 | 1 |
| Maladie du foie. . . . . | 1 | 1 | » |
| Dothinenterie . . . . . | 1 | 1 | » |
| Erysipèle généralisé . . . | 1 | » | 1 |
| Marasme sénile. . . . . | 4 | 1 | 3 |
| Marasme nerveux . . . . | 8 | 2 | 6 |
| Marasme paralytique . . . | 2 | 1 | 1 |
| Marasme cancéreux . . . | 1 | » | 1 |
| Totaux . . . . . . | 98 dont | 41 hommes | 57 femmes |

Plusieurs phthisies se compliquaient de maladies de cœur et plusieurs maladies du cœur de bronchites chroniques ou emphysémateuses; et les marasmes étaient également accompagnés les uns de bronchites chroniques et les autres de diarrhée.

## POPULATION AU 31 DÉCEMBRE 1875.

Maintenant que nous avons examiné successivement les circonstances qui ont accompagné les admissions, les sorties et les décès, je vais donner un simple aperçu de la situation de la population de l'Asile au 31 décembre 1875, au point de vue de l'âge des aliénés et de leur état de curabilité ou d'incurabilité.

### AGE DES ALIÉNÉS.

Sous le rapport de l'âge on trouve que tous les aliénés présents à l'Asile le 31 décembre au soir, peuvent être ainsi classés :

| | | | |
|---|---|---|---|
| Agés de moins de 20 ans. | 13 dont | 6 hommes | 7 femmes |
| De 20 à 30 ans . . | 50 | 27 | 23 |
| De 30 à 40 ans . . | 142 | 67 | 75 |
| De 40 à 50 ans . . | 168 | 72 | 96 |
| De 50 à 60 ans . . | 141 | 52 | 89 |
| De 60 à 70 ans . . | 96 | 34 | 62 |
| De 70 ans et au-dessus . . . . | 16 | 4 | 12 |
| D'âge inconnu . . | 18 | 11 | 7 |
| Total. . . | 644 dont | 273 hommes | 371 femmes |

Le chiffre de l'âge moyen pour les deux sexes réunis, se rapproche beaucoup de celui qu'on a constaté en 1873 et en 1874; mais s'en écarte pour chaque sexe pris séparément. Voici, d'ailleurs, ce qu'on trouve :

| | En 1873. | En 1874. | En 1875. |
|---|---|---|---|
| L'âge moyen des hommes est . . . . . | 44 ans 1/2 | 44 ans 1/2 | 40 ans 1/2 |
| L'âge moyen des femmes | 48 ans 1/2 | 48 ans | 49 ans |
| L'âge moyen des deux sexes réunis . . . | 46 ans 1/2 | 46 ans | 46 ans 1/3 |

CURABILITÉ OU INCURABILITÉ.

Au point de vue de la curabilité ou de l'incurabilité, ces mêmes aliénés ont été trouvés ainsi répartis :

| | | | |
|---|---|---|---|
| Présumés curables. . . | 113 dont | 54 hommes | 59 femmes |
| Présumés incurables . . | 531 | 219 | 312 |
| Totaux . . . | 644 dont | 273 hommes | 371 femmes |

La proportion des présumés curables est un peu plus forte que celle qu'on avait constatée au 31 décembre 1874.

Je répéterai d'ailleurs ce que j'ai dit les années précédentes, c'est-à-dire que le chiffre des incurables n'a pas été exagéré; ce serait plutôt en faveur de celui des curables qu'il y aurait eu, de ma part, un peu de partialité.

MALADIES INCIDENTES TRAITÉES DANS LE COURS DE L'ANNÉE.

Sauf au commencement et à la fin de l'année, l'état sanitaire de l'Asile n'a pas été mauvais; vers le printemps et sous l'influence des miasmes de la Loire et de l'Authion, on a vu quelques fièvres typhoïdes, des fièvres intermittentes, diverses maladies revêtirent un certain caractère intermittent.

J'ai moi-même subi cette malheureuse influence et atteint vers la fin d'avril, je n'ai pu reprendre mon service que vers la fin du mois de juillet.

Une des religieuses avait également été atteinte d'une fièvre typhoïde grave et s'est complétement rétablie. Et dans l'automne il y a eu une épidémie de dyssenterie. Les maladies incidentes que nous avons remarquées et traitées, ont été à peu près les mêmes que les années précédentes ; je vais en donner le tableau détaillé par mois et par sexe.

Une maniaque, entrée en novembre 1874, âgée de 36 ans, aliénée depuis un an par suite de chagrins domestiques et atteinte de tuberculose et de maladie du cœur, est accouchée heureusement le 17 mars 1875, d'un enfant qui a été dans la journée porté à l'Hospice d'Angers, et est morte le 4 avril suivant à la maladie complexe sus-désignée.

Une lypémaniaque entrée le 2 septembre 1875, âgée de 44 ans, aliénée depuis un an, par suite de chagrins domestiques, a succombé le 1er novembre à une hémorrhagie cérébrale. Comme on supposait qu'elle était enceinte de cinq mois environ, l'opération césarienne fut pratiquée par M. le médecin adjoint, et on trouva un fœtus non viable et présentant à peine quelques faibles pulsations.

| MALADIES INCIDENTES. | JANVIER. hommes. | JANVIER. femmes. | FÉVRIER. hommes. | FÉVRIER. femmes. | MARS. hommes. | MARS. femmes. | AVRIL. hommes. | AVRIL. femmes. | MAI. hommes. | MAI. femmes. | JUIN. hommes. | JUIN. femmes. | JUILLET. hommes. | JUILLET. femmes. | AOUT. hommes. | AOUT. femmes. | SEPTEMBRE. hommes. | SEPTEMBRE. femmes. | OCTOBRE. hommes. | OCTOBRE. femmes. | NOVEMBRE. hommes. | NOVEMBRE. femmes. | DÉCEMBRE. hommes. | DÉCEMBRE. femmes. | TOTAUX. hommes. | TOTAUX. femmes. | OBSERVATIONS. |
|---|---|---|---|---|---|---|---|---|---|---|---|---|---|---|---|---|---|---|---|---|---|---|---|---|---|---|---|
| Congestion cérébrale | » | 1 | 2 | » | » | 1 | 1 | » | » | » | » | » | » | » | » | » | 1 | » | » | » | » | 1 | » | 1 | 4 | 4 | |
| Hémorrhagie cérébrale | » | 1 | » | 1 | » | 1 | » | » | » | » | » | 1 | » | » | » | » | » | » | » | 1 | » | 1 | » | » | » | 6 | * ramollissement cérébral. |
| Œdème cérébral, ramollissement cérébral | » | » | » | » | » | 1 | » | » | » | » | » | 1 | » | » | » | 1 | » | » | » | » | » | » | » | » | » | 3 | |
| Paralysie générale | 2 | 1 | 2 | 1 | 2 | » | 1 | 1 | » | » | » | » | » | » | 2 | 1 | 1 | » | » | » | » | » | 3 | » | 13 | 4 | 3 congest. et 14 marasmes. |
| Epilepsie, série d'accès | » | » | 1 | » | » | » | » | » | » | » | » | » | » | » | » | 1 | » | » | » | » | » | » | » | » | 1 | 1 | |
| Maladie du cœur, péricardite | 1 | » | 1 | 2 | 2 | 1 | 1 | 1* | » | 1 | » | 1 | » | » | » | » | » | 1 | » | » | » | » | » | 1 | 5 | 8 | * péricardite. |
| Angine | 1 | 2 | » | 5 | 1 | 1 | » | 2 | » | 4 | » | [illegible] | 1 | 1 | » | » | 1 | 1 | 1 | » | » | 2 | » | » | 5 | 21 | |
| Bronchite | 6 | 3 | 5 | 13 | 7 | 18 | 1 | 11 | » | 1 | » | » | » | 4 | » | 1 | 1 | » | » | » | » | 3 | » | » | 20 | 54 | |
| Broncho-pneumonie et pneumonie | 1 | 1* | » | 1* | 2 | 2 | 1* | » | 1* | » | » | » | » | » | » | » | » | » | » | » | » | » | » | 1 | 5 | 5 | |
| Pleurésie | » | » | » | » | » | 1 | 1 | » | 1 | » | 1 | » | » | » | » | » | » | » | » | » | » | » | » | » | 3 | 1 | |
| Phthisie | 2 | 2 | 1 | 2 | 2 | 3 | 1 | 3 | 1 | 2 | » | 2 | » | » | 1 | » | » | » | » | » | 1 | 1 | 1 | 1 | 10 | 16 | |
| Stomatite | » | » | 1 | » | » | » | » | 1 | » | » | » | 1 | » | » | » | » | » | » | 2 | » | 1 | 1 | » | » | 4 | 8 | |
| Embarras gastrique | 2 | 4 | 1 | 2 | 1 | 4 | 1 | 2 | 2 | 2 | 1 | 1 | 1 | 4 | 3 | 1 | 2 | 1 | 1 | » | » | 2 | 4 | 7 | 19 | 30 | |
| Gastralgie | » | 1 | » | » | 1 | » | » | » | » | 1 | » | » | » | » | » | » | 1 | 1 | » | » | » | » | » | 3 | 2 | 6 | |
| Entérite | » | » | » | 1 | » | » | 1 | 1 | 1 | 1 | » | » | 2 | 1 | » | » | 11 | 7 | 5 | 13 | 3 | 5 | 6 | 6 | 29 | 35 | |
| Dyssenterie | 1 | 2 | 2 | » | 2 | 2 | 1 | 2 | 1 | » | » | 3 | » | 1 | 2 | » | 9 | 7 | 4 | 1 | 1 | 1 | » | 1 | 23 | 20 | |
| Diarrhée | 6 | 5 | 1 | 4 | 5 | 4 | 2 | » | 1 | 1 | 1 | 2 | 1 | 2 | 11 | 9 | 6 | 4 | » | 1 | 1 | » | » | 1 | 35 | 33 | |
| Maladie du foie, néphrite alb. | » | » | » | » | » | » | 1* | » | » | » | » | » | » | » | » | » | » | » | 1 | » | » | » | » | » | 2 | » | * néphrite alb. |
| Rhumatisme articulaire | » | » | » | » | » | » | » | » | » | 1 | » | » | » | » | » | » | » | » | » | » | » | » | » | 1 | 2 | » | |
| Fièvre typhoïde | » | » | 1 | » | » | 1 | » | 1 | » | » | 1 | » | » | » | » | » | » | » | » | » | » | » | » | » | 2 | 2 | |
| Fièvre intermittente | » | » | » | » | 1 | 1 | » | 2 | 1 | 1 | 1 | 1 | » | » | » | » | » | » | » | » | » | » | » | » | 3 | 5 | |
| Scrofules | » | » | 1 | » | » | 1 | » | » | » | » | » | 1 | » | » | 1 | » | » | » | » | » | » | » | » | » | 2 | 2 | |
| Chloro-anémie | » | » | » | 1 | » | » | » | 2 | » | 1 | » | 2 | » | » | » | 1 | » | » | » | » | » | » | » | » | » | 7 | |
| Aménorrhée | » | 1 | » | 2 | » | 1 | » | » | » | 1 | » | 1 | » | 1 | » | » | » | 1 | » | » | » | » | » | » | » | 8 | |
| Métrorrhagie | » | » | » | 1 | » | » | » | » | » | 1 | » | » | » | » | » | 1 | » | » | » | 1 | » | 1 | » | » | » | 5 | |
| Métrite | » | » | » | » | » | » | » | » | » | » | » | 1 | » | 1 | » | » | » | » | » | » | » | » | » | » | » | 2 | |
| Erysipèle | » | 1 | » | 1 | » | » | » | 1 | » | » | » | » | 1 | » | » | » | 1 | 2 | » | » | » | » | » | » | 2 | 5 | |
| Erythème, intertrigo | 1 | » | » | 1 | » | » | » | » | 2 | » | » | » | 1 | » | » | » | » | » | 1 | » | » | » | 1 | 1 | 6 | 2 | |
| Herpès, eczéma, favus | 1 | 1* | » | » | 1 | » | 2 | » | » | » | » | » | 1 | » | » | » | » | » | » | » | » | » | » | 1 | 5 | 2 | * favus. |
| Acné, prurigo | » | » | 1 | » | 1 | » | » | » | » | » | » | » | » | » | » | 1 | 1 | 1 | » | 4 | » | 1 | » | » | 3 | 7 | |
| Rhumatisme musculaire | 1 | » | 1 | » | » | » | 1 | 1 | » | » | 1 | » | » | » | » | 1 | » | » | » | » | » | » | » | 1 | 4 | 3 | |
| Marasme senile | » | » | » | » | » | » | » | » | » | 1 | » | » | » | 1 | » | » | » | » | » | » | 1 | » | » | 1 | 1 | 3 | |
| Marasme nerveux, marasme paralytique | » | » | » | 1 | 1* | 1 | » | 1 | » | » | » | » | 1 | 1 | » | » | 1 | » | » | » | » | » | » | 3 | 3 | 7 | * marasme paralyt. |
| Ophthalmies | 1 | 1 | » | » | » | 1 | » | 1 | » | » | 1 | 1 | » | » | » | » | » | » | 1 | » | » | » | » | 2 | 3 | 6 | |
| Panaris | » | 1 | 1 | » | » | 2 | » | 1 | » | 1 | 1 | » | 1 | » | » | 1 | » | » | » | » | » | » | » | 2 | 3 | 8 | |
| Furoncles, anthrax | » | » | 1 | » | » | » | » | » | 1 | 1 | » | » | » | » | » | » | 2 | 1 | » | » | » | » | » | » | 4 | 2 | |
| Marasme cancereux | » | 1 | » | » | » | » | » | » | » | » | » | » | » | » | » | » | » | » | » | » | » | » | » | » | » | 1 | |
| | 26 | 29 | 23 | 39 | 29 | 47 | 16 | 34 | 12 | 21 | 8 | 21 | 10 | 17 | 20 | 19 | 38 | 27 | 16 | 21 | 8 | 19 | 15 | 34 | 221 | 329 | |

En outre de ces maladies diverses, nous avons eu à soigner nombre de plaies et de contusions et plusieurs abcès tant chez les hommes que chez les femmes : deux caries du pied et de la jambe chez deux hommes et une fracture du col du fémur chez une femme, qui a succombé plus tard à une pneumonie chronique ; deux hydrocèles, une chute du rectum et une fissure à l'anus chez des hommes et des kystes folliculaires multiples sur le dos du pied chez une femme.

Nous n'avons encore ici pour les autopsies, qu'un local provisoire d'ailleurs, malcommode, insuffisamment pourvu et mal situé ; néanmoins les autopsies ont été faites régulièrement et avec soin par MM. les médecins adjoints, docteurs Dufour et Deboudt, ou sous leur direction, et les procès-verbaux en ont été consignés au registre spécial.

Les observations des malades ont également été régulièrement prises.

### MÉTHODES CURATIVES.

Le traitement mis en œuvre a été, comme les années précédentes, à la fois physique et moral.

Le travail qui s'est toujours montré un moyen efficace à divers titres, a été appliqué de la manière suivante :

Pour les hommes : Agriculture, horticulture, terrassements, menuiserie, charronnage, serrurerie, tisseranderie, maçonnerie, vannerie et travaux de propreté et d'intérieur.

Pour les femmes : Blanchissage, filage, ouvrages divers à l'aiguille, aide à la cuisine, à la ferme, à la basse-cour, à la laiterie, et également travaux de propreté et d'intérieur. Les femmes sont aussi, chaque année, employées au fanage et aux travaux de la moisson ; quelques-unes jardinent dans les préaux.

Tels sont les divers travaux que nous avons à notre disposition et qui ne sont attribués aux malades qu'après la prescription et sur l'indication spéciale du médecin ; on a aussi recours à d'autres moyens de distraction, tels que : promenades dans l'intérieur de l'enclos et parfois au dehors ; jeux divers ; quelques écritures dans les bureaux ; lectures diverses ; journaux illustrés ; exercices de chant, récréations musicales ou comiques (lorsque quelque occasion favorable se présente) ; nous permettons aussi à un certain nombre de malades d'assister aux offices religieux.

La correspondance des aliénés avec leur famille et vice-versa, est toujours autorisée, favorisée quand il y a opportunité et quelquefois même provoquée ; il en est de même des entrevues.

Le traitement par les bains a été employé aussi fréquemment qu'a pu le permettre une installation incomplète ; bains prolongés, bains d'affusion et quelquefois douches en jet ou en pluie.

Les moyens de contrainte ont été employés le moins possible ; mais l'encombrement des services et les vices de classement des malades ont encore nécessité l'emploi de plus de camisoles que je ne l'aurais voulu. On a été parfois obligé de recourir à ce moyen, soit pour la sécurité de tous, soit dans l'intérêt particulier des aliénés portés à se suicider. L'encamisolement d'ailleurs, n'est pas continu, pas plus que l'encellulement qui est encore plus rare.

Le traitement pharmaceutique n'a point non plus été négligé : toniques, reconstituants, stupéfiants, narcotiques, purgatifs, vomitifs, dérivatifs, etc., ont été employés suivant les diverses indications. Je mentionnerai seulement, en passant, que nous avons obtenu contre l'excitation de bons résultats de l'emploi du bromure de potassium et de l'hydrate de chloral seuls ou associés entr'eux ou avec d'autres médicaments.

Enfin, nous avons employé tous les moyens mis à notre disposition, nous tenant, d'ailleurs, par les divers journaux ou ouvrages de médecine, au courant des résultats obtenus par nos confrères et en faisant profiter les malades qui nous ont été confiés.

Je ne puis maintenant, pour terminer, mieux faire que de répéter ce que j'ai déjà dit les années précédentes sur les résultats obtenus dans l'asile de Sainte-Gemmes-sur-Loire, tel qu'il est aujourd'hui, et sur ceux que nous pouvons espérer plus tard.

Les résultats obtenus doivent être considérés comme importants ; nous croyons être arrivés à tout ce qu'il était possible d'atteindre ; mais quand il s'agit de la guérison, ou au moins de l'amélioration des malades, on ne saurait trop désirer ni trop chercher.

Quand l'asile aura reçu les développements et les améliorations qui lui manquent ; quand nous aurons autant de quartiers de classement qu'il est nécessaire d'en avoir, et qu'alors, chaque aliéné, mis à sa place, aura autour de lui tout ce qu'il est possible de lui donner et de faire pour lui, je suis convaincu que nous obtiendrons plus de guérisons et d'améliorations, tout en ayant la satisfaction de pouvoir faire pour tous, curables et incurables, tout ce qui est capable de guérir, ou au moins d'alléger leur triste infirmité.

Je n'ai point à insister aujourd'hui sur l'urgence de telle ou telle amélioration ; cette urgence est amplement et généralement reconnue.

Nous savons tous maintenant que les lacunes sont énormes et la tâche considérable ; et si l'on ne s'abuse point sur les retards qui peuvent être apportés à la réalisation de nos désirs, par des difficultés matérielles et financières, devons-nous du moins appeler de tous nos vœux le moment où ces difficultés auront disparu.

Mais nous savons, Monsieur le Préfet, que vous connaissez tous les besoins de l'Asile des aliénés de votre département et nous ne doutons pas de la continuation de votre sollicitude et de votre appui.

Le Conseil général lui-même s'est rendu parfaitement compte de la situation. Les témoignages d'intérêt qu'il nous a donnés et les dispositions bienveillantes exprimées dans les délibérations de ces dernières années sont pour nous de sûrs garants de l'avenir. Les intérêts de l'asile sont donc entre bonnes mains, puisque les autorités dont il dépend lui sont favorables et peuvent tout pour lui.

Aussi, l'Administration de l'Asile envisage cet avenir avec assurance, et de son côté elle marche fermement à l'accomplissement de son devoir et du bien qu'on attend d'elle. En ce qui me concerne, d'ailleurs, assuré du concours éclairé et dévoué de la Commission de surveillance et de l'aide du personnel médical et administratif, je n'épargnerai aucun effort et ne négligerai aucun soin pour arriver au but proposé.

Veuillez agréer, Monsieur le Préfet, l'expression des sentiments de respect avec lesquels j'ai l'honneur d'être votre très-humble et très-dévoué serviteur.

*Le directeur médecin en chef,*

Docteur V. COMBES.

Sainte-Gemmes-sur-Loire, le 20 mai 1876.

# COMMISSION DE SURVEILLANCE

---

## SÉANCE DU 7 JUIN 1876

---

L'an mil huit cent soixante-seize, le mercredi sept juin, à une heure de l'après-midi, la Commission de surveillance de l'Asile, convoquée par son Président, s'est réunie dans l'une des salles de la Préfecture.

Sont présents MM. Mestayer, Guinoyseau, Lainé-Laroche et L. Sorin.

M. le directeur-médecin et MM. Coulbault et Gallois assistent à la s ance.

Le procès-verbal de la dernière réunion est lu et adopté.

M. Bailly s'excuse par lettre de ne pouvoir assister à la séance; il adresse, en même temps, à M. le Président un rapport dont il est donné lecture et dans lequel il expose que pour répondre au désir exprimé par la Commission, il s'est rendu à l'Asile et a procédé, autant qu'il est possible de le faire en quelques heures, à la vérification des écritures de la comptabilité et de la caisse de M. le Receveur-Économe.

M. Bailly « a trouvé la comptabilité bien tenue, les registres auxiliaires également et les états qui en présentent le résumé bien conçus et parfaitement faits ». Il demande cependant pour les états des pensions et des dépenses accessoires des pensionnaires une simplification qui, paraît-il, et dans l'opinion de M. le Directeur, ne sera possible que lorsqu'il n'y aura plus de pensions (et il n'en res e que deux) régies par d'anciens tarifs.

M. Bailly en terminant, d'ailleurs, « témoigne du zèle, de la régularité et des soins apportés dans toutes les parties de la comptabilité par M. le Receveur-Économe et les employés d'Economat, sous la surveillance vigilante de M. le Directeur. »

### COMPTE MÉDICAL ET STATISTIQUE POUR 1875.

La Commission, après avoir pris connaissance du rapport médical et de la statistique pour l'année 1875, reconnaît que les résultats obtenus sont satisfaisants et approuve ces documents ainsi que les améliorations projetées dont il y est fait mention.

### PRÉSENTATION DU COMPTE ADMINISTRATIF DE 1875.

M. le Directeur présente à la Commission :

Le compte administratif pour l'exercice 1875, avec tous les documents qui, réglementairement, doivent l'accompagner ;

Le compte de gestion en deniers du Receveur et le compte de gestion en matières de l'Économe, pour le même exercice 1875.

En ce qui concerne le compte administratif de 1875, la Commission délibère dans les termes ci-après :

La Commission de surveillance,

Vu les ordonnances et les instructions sur la comptabilité des communes, applicables aux établissements de bienfaisance, et notamment celles du 24 avril 1834 et du 10 avril 1835 ;

Après s'être fait présenter le budget de l'exercice 1875 et les autorisations supplémentaires qui s'y rattachent ; les titres définitifs des créances à recouvrer ; le détail des dépenses effectuées et celui des mandats délivrés par le Directeur ; le compte d'administration de 1875, accompagné du compte de gestion du Receveur, ainsi que les états des restes à recouvrer et à payer ;

Procédant au règlement définitif du compte de l'exercice

1875, propose de fixer, ainsi qu'il suit, les recettes et les dépenses de cet exercice :

| | | |
|---|---|---|
| Les recettes . . . . . . | 420,835 f. | 69 |
| Les dépenses. . . . . . | 338,144 | 26 |
| Ce qui donne un excédant de recettes de . | 82,691 | 43 |
| Auquel il faut ajouter les restes à recouvrer s'élevant à . . . . . . . . . . . | 119 | 60 |
| Ensemble. . . . . . | 82,811 | 03 |
| Les restes en magasin au 31 décembre 1875 offrant une plus-value de. . . . . . | 9,785 | 27 |
| Le boni total s'élève à . . | 92,596 | 30 |
| Le résultat du compte de 1874 étant un excédant de recettes de . . . . . . | 44,090 | 18 |
| Le boni propre à l'exercice 1875 reste fixé à. | 48,506 | 12 |

Toutes les opérations de l'exercice 1875 sont déclarées définitivement closes et les crédits annulés.

COMPTE DE GESTION DU RECEVEUR.

En ce qui concerne le compte de gestion du Receveur,

La Commission de surveillance de l'asile de Sainte-Gemmes,

Vu le compte-rendu par le sieur Coulbault, receveur de l'Asile, de ses recettes et dépenses depuis le 1er janvier 1875, jusqu'au 31 décembre suivant, lequel comprend :

1° Le rappel du compte final de l'exercice 1874 ;

2° Les recettes et les dépenses faites pendant les douze premiers mois de l'exercice 1874 ;

3° Les recettes et les dépenses concernant les services hors budget ;

Ouï le rapport de M. Bailly, l'un de ses membres, délégué pour la vérification du compte ;

Vu le détail des opérations finales de l'exercice 1874, établi en regard du compte sus mentionné et présentant les recettes et les dépenses pour le dit exercice pendant les trois premiers mois de la gestion 1875 ;

Vu les pièces justificatives rapportées à l'appui, tant du compte de gestion 1875 que des opérations complémentaires effectuées en 1876;

Vu les budgets primitif et additionnel des recettes et dépenses présumées de l'exercice 1875, arrêtés par le Conseil général du département, et les autorisations spéciales de recettes et de dépenses délivrées pendant le dit exercice;

Après avoir entendu et approuvé le compte moral dans lequel M. le Directeur de l'Asile a exposé les motifs des dépenses par lui mandatées, la manière dont elles ont été effectuées, et l'utilité que l'établissement en a retirée;

Délibère :

Art. 1er. —Statuant sur la situation du comptable au 31 décembre 1875, sauf le règlement et l'apurement par la Cour des Comptes, conformément à l'article 66 de la loi du 18 juillet 1837, la Commission de surveillance admet les recettes et les dépenses de la gestion 1874 pour la somme

| | | |
|---|---|---|
| de. . . . . . . . . . . . . . . . | 381,429 f. | 47 |
| Les dépenses pour celle de . . . | 358,306 | 08 |
| Fixe l'excédant de dépenses à . . | 23,123 | 39 |
| Et attendu que, par l'arrêté du compte précédent, le comptable a été reconnu débiteur de . . . . . . . . . . . . . | 120,423 | 49 |
| Déclare le comptable débiteur sur son compte de la gestion 1875 de la somme de. | 143,546 | 88 |

Art. 2. — Statuant sur les opérations de l'exercice 1875, sauf le règlement et l'apurement par la Cour des Comptes, la Commission admet les opérations effectuées, tant pendant la gestion 1875 que pendant les trois premiers mois de la gestion 1876, savoir :

| | | |
|---|---|---|
| En recette pour . . . . . | 376,745 f. | 51 |
| En dépense pour. . . . . | 338,144 | 26 |
| D'où il résulte un excédant de recettes de. | 38,601 | 25 |
| Le résultat définitif de l'exercice 1874 ayant présenté un excédant de recettes de . | 44,090 | 18 |
| Le résultat définitif de l'exercice 1875, égal au résultat du compte moral du même exercice est un excédant de recettes de. . . . . . . . . . . . . . . | 82,691 | 43 |

Les membres de la Commission de surveillance soussignés; vu le contrôle fait par l'un d'eux, M. Bailly, et après avoir entendu la lecture du rapport de M. le Directeur-Médecin; vu les pièces à l'appui des comptes et l'emploi des sommes qui y sont portées, sont d'avis qu'il y a lieu de déclarer que ces comptes sont réguliers et que les dépenses ont été faites dans des conditions favorables à l'Asile.

### COMPTE DE GESTION-MATIÈRES DE L'ÉCONOME.

En ce qui concerne le compte de gestion-matières de l'économe,

La Commission, ouï le rapport de M. Bailly, l'un de ses membres, délégué pour la vérification de ce compte;

Vu l'instruction ministérielle du 20 novembre 1836, relative à la comptabilité en matières des économes dans les hospices et hôpitaux;

Vu le procès-verbal de clôture d'année dressé le 31 décembre 1875;

Le compte de gestion présenté ce jour à l'approbation de la Commission par le sieur Victor Coulbault, économe de l'Asile d'aliénés de Sainte-Gemmes-sur-Loire, pour l'exercice 1875, ensemble les pièces justificatives produites à l'appui par ce comptable;

Vu, enfin, l'état des restants en magasin au 31 décembre 1875;

La Commission, après un examen sérieux et attentif de chacune des opérations effectuées pour l'année 1875 par le sieur Victor Coulbault, économe de l'Asile d'aliénés de Sainte-Gemmes-sur-Loire, ainsi que des pièces justificatives dont elles sont appuyées, reconnaît que toutes lesdites opérations du comptable ont été régulièrement faites.

En conséquence, elle approuve, par la présente délibération, le compte dont il s'agit et en fixe les résultats ainsi qu'il suit:

Savoir:

| | |
|---|---|
| Quantités entrées y compris les restants en magasin au 31 décembre 1874. . . . | 1,046,808 |
| Quantités sorties pendant l'année . . . | 797,816 |
| Quantités en magasin le 31 décembre 1875 | 248,992 |

PROPOSITION D'AFFECTER UNE PARTIE DE L'EXCÉDANT DE RECETTES DU COMPTE DE 1875 EN AMÉLIORATIONS ET CONSTRUCTIONS.

A propos de l'excédant de recettes du compte de 1875 (82,691 fr. 43), la Commission rappelle sa délibération du 27 mars dernier, relative à l'urgence de la mise à exécution des projets d'amélioration du quartier des femmes, de reconstruction du quartier des hommes, et de création d'un pensionnat isolé, et elle engage M. le Directeur à inscrire aux chapitres additionnels du budget de 1876, qui devront lui être présentés prochainement :

1° 10,000 fr. pour les travaux d'amélioration qui ont déjà fait l'objet d'une délibération dans la séance du 24 avril et dont l'architecte a été invité à compléter les plans et devis ;

2° 50,000 fr. afin de compléter les 100,000 fr. qui sont nécessaires pour commencer la reconstruction du quartier des hommes et que le Conseil général demandait à M. le Préfet de trouver dès sa session de 1874.

Comme M. le Directeur affirme que les dépenses supplémentaires de 1876 ne dépasseront pas 6,000 fr. et que le résultat de cette même année devra présenter un boni notable, il restera encore, sans tenir compte de ce boni, qui ne peut être connu, 16,000 fr. pour parer aux éventualités de 1877.

En terminant, la Commission émet également l'avis qu'il y a lieu, dans l'intérêt du service général de l'établissement, d'augmenter un peu le traitement ou le salaire de quelques employés pour lesquels M. le Directeur fera des propositions au budget primitif de 1877.

Ainsi délibéré, les jour, mois et an que dessus et ont signé les membres présents.

Signé : MESTAYER, GUINOYSEAU, LAINÉ-LAROCHE et L. SORIN.

# CHAPITRES ADDITIONNELS

## AU BUDGET DE 1876

---

## TITRE Ier. — Recettes.

---

### CHAPITRE III. — RECETTES SUPPLÉMENTAIRES.

#### SECTION Ire. — REPORTS :

| | |
|---|---|
| ARTICLE 1er. *Excédant de l'exercice précédent* (1875) . . . . . . . . . . . . . . . . . | 82,691 f. 43 |
| **Restes à recouvrer du même exercice :** | |
| ART. 2. *Aliénés du compte d'autres départements* (1875) . . . . . . . . . . . . . . . . . | 16 90 |
| Cette somme est due par le département de Seine-et-Oise, pour 13 journées passées à l'Asile par l'aliéné Gosselin (du 28 juillet au 9 août 1875). | |
| ART. 3. *Aliénés au compte d'autres départements* (1874) . . . . . . . . . . . . . . . . . | 102 70 |
| Somme due par le département de Seine-et-Oise, pour 79 journées de présence à l'Asile (7 juillet au 13 septembre 1874) de la nommée Painglain, Eugénie. | |
| Total des recettes supplémentaires . . . . | 82,811 f. 03 |

# TITRE II. — Dépenses.

## CHAPITRE III. — DÉPENSES SUPPLÉMENTAIRES.

### SECTION IIe. — DÉPENSES NON PRÉVUES AU BUDGET DE 1876.

| | |
|---|---|
| ARTICLE 1er. *Traitement du directeur-médecin* . | 1,000 f. » |
| Arrêté ministériel du 8 décembre 1875, qui élève M. le Dr Combes à la 2e classe de son grade, à partir du 1er janvier 1876, et décision du Conseil général (25 avril 1876), qui impute l'augmentation de traitement sur l'excédant du budget primitif de 1876 (4,548 f. 56), sauf à porter le crédit pour ordre au budget additionnel du même exercice. | |
| ART. 2. *Frais d'administration, de bureau, d'impressions, etc.* . . . . . . . . . . . . . | 200 » |
| Je demande ce crédit supplémentaire parce que je crains que le crédit primitif ne nous permette même pas d'acheter quelques livres pour les malades. | |
| ART. 3. *Entretien des murs et bâtiments* . . . | 500 » |
| Ce crédit me paraît nécessaire, tant parce que les réparations des toitures deviennent de plus en plus dispendieuses, surtout celles du quartier des hommes, que parce qu'on devra recommencer à repeindre et remastiquer toutes les fenêtres, et, enfin, qu'il faut relever le mur de clôture (détruit par la Loire) du champ dit des Luisettes et lui faire un recouvrement en tuffeaux. | |
| ART. 4. *Entretien des propriétés*. . . . . . | 500 » |
| En prévision de l'achat d'une vache, garantie bonne laitière, en remplacement d'une autre vache, qui a dû être réformée et vendue. | |
| *A reporter*. . . . | 2,200 f. » |

| | |
|---|---|
| *Report*. . . . | 2,200 f. » |

ART. 5. *Fourrages et litières*. . . . . . . . 2,400 »

Les approvisionnements de foin et de paille ont été prévus au budget primitif à raison de 70 f. les mille kilogrammes de foin, et de 50 f. les mille kilogrammes de paille, et, d'après les renseignements qui m'ont été donnés, on peut craindre que les prix ne descendent pas au-dessous de 100 f. pour le foin et de 70 pour la paille, ce qui donnerait comme différence pour les quantités prévues :

| | |
|---|---|
| Le foin, 40,000 kilog. à 30 f. . . . | 1,200 f. |
| La paille, 60,000 kilog. à 20 f. . . | 1,200 f. |
| Total . . . . . . . | 2,400 f. |

ART. 6. *Dépenses imprévues*. . . . . . . . 1,300 »

Il me paraît prudent d'inscrire ce supplément pour parer aux éventualités de fin d'exercice, le crédit primitif ayant été réduit dès le commencement de l'année, pour remplacement d'animaux réformés.

On sait d'ailleurs qu'il ne peut être rien distrait de ce crédit sans autorisation spéciale de M. le préfet.

ART. 7. *Travaux d'appropriation dans le quartier des femmes, le service de la cuisine, le logement des sœurs et des ouvrières, etc.* . . . . . . . . 10,000 »

Ces travaux consistent :

1° Lingerie : une porte intérieure à ouvrir et étagères nouvelles ;

2° Lieux pour les religieuses et les ouvrières ; ils seraient établis dans le local actuel, mais en les reportant au fond du couloir (ce qui permettra de faire la vidange de l'extérieur) et, d'ailleurs, avec tous les perfectionnements que M. l'architecte jugera nécessaires.

3° Appropriation d'un dortoir pour dames pensionnaires de 3e classe dans un dortoir d'indigents du rez-de-chaussée et joignant le pen-

| | |
|---|---|
| *A reporter*. . . . | 15,900 f. » |

*Report*. . . . 15,900 f. »

sionnat (afin d'éviter que ces pensionnaires traversent des appartements et escaliers réservés aux indigentes, pour se rendre à leur dortoir actuel qui est situé au 1er étage.) Les indigentes déplacées prendraient, en échange, ce dernier dortoir, situé à proximité de leur salle de réunion.

4° Lieux à établir pour l'ouvroir ; amélioration indispensable pour arriver à supprimer la pratique actuelle qui est insalubre et inconvenante (on est obligé maintenant de tolérer un baquet dans le couloir qui conduit à l'ouvroir).

5° Evier de la laverie de la cuisine à rétablir. L'évier actuel est depuis longtemps en très-mauvais état et cette restauration a déjà été demandée.

6° Bâtiment de logement pour les cuisinières et la laitière et atelier d'épluchage et laiterie à établir sur le côté Est de la cour des cuisines.

Cette amélioration, tout en complétant le service de la cuisine, permettra de rendre deux chambres au pensionnat des dames et de faire de la laiterie actuelle un parloir qui est absolument nécessaire.

La commission, dans plusieurs de ses réunions et notamment dans celle du 24 avril dernier, a reconnu l'urgence de ces travaux et a émis l'avis qu'il y avait lieu de demander à les faire exécuter dès cette année-ci.

Total des dépenses supplémentaires . . . . 15,900 f. »

## RÉCAPITULATION :

| | |
|---|---|
| Rcettes supplémentaires. . . . . . . . . | 82,811 f. 03 |
| Dépenses supplémentaires . . . . . . . . | 15,900 » |
| Résultat en excédant. . . . | 66,911 f. 03 |

Présenté par le directeur-médecin de l'Asile public d'aliénés de Sainte-Gemmes-sur-Loire.

Le 21 juin 1876.

*Le directeur-médecin en chef,*

Dr V. COMBES.

# BUDGET

## DES RECETTES ET DES DÉPENSES

### DE L'EXERCICE 1877

### TITRE Ier. — Recettes.

#### CHAPITRE Ier. — RECETTES ORDINAIRES.

##### SECTION 1re. — RECETTES EN ARGENT.

| | | |
|---|---|---|
| ART. 1er. *Fermage en argent de biens ruraux.* Néant. L'Asile exploite tous ses terrains. | » | » |
| ART. 2. *Rentes sur l'Etat* . . . . . . . . Intérêts d'un capital de 4,600 fr., versé à la Caisse de l'Asile (suivant acte notarié en date du 14 mai 1853), pour l'entretien à forfait d'un aliéné qui est décédé le 9 janvier 1875. Ce capital appartient à l'Asile, désormais, sans aucune charge. | 220 f. | » |
| ART. 3. *Intérêts de fonds placés au Trésor.* . Bien qu'au compte clos, nous ayons eu, | 2,500 | » |
| *A reporter.* . . . | 2,720 f. | » |

*Report.* . . . 2,720 f. »

3,434 fr. 83, je ne prévois cependant que 2,500 fr. pour 1877, dans l'attente que la majeure partie de nos fonds disponibles sera appliquée au paiement des premiers travaux de la reconstruction du quartier des hommes.

ART. 4. *Aliénés au compte du département de Maine-et-Loire.* . . . . . . . . . . . 182,043 f. 75

Cette recette est calculée sur 475 aliénés, (200 hommes et 275 femmes), donnant 173,375 journées à 1 fr. 05 l'une.

Nous avons actuellement 203 hommes et 268 femmes, ensemble 471. Comme nous avons au compte un excédant assez important, et comme l'année 1876 s'écoule dans des conditions favorables qui m'empêchent de prévoir des charges plus lourdes pour l'année 1877, je ne crois pas opportun d'insister vivement pour l'élévation du prix de journée; mais il me paraît utile de rappeler ici que le prix de revient en 1875, s'est élevé à 1 fr. 07, malgré les conditions très-avantageuses auxquelles nous avons obtenu presque toutes les denrées, et de faire remarquer que, depuis longtemps, l'Asile donne plus aux aliénés indigents, qu'il ne reçoit du département. Nous avons déjà vu au budget de 1876 et au compte de 1875, que, pour ne parler que des cinq années, de 1870 à 1874, la différence qui existe entre le prix de revient des journées des aliénés au compte du département et le prix payé pour ces mêmes journées, représente une somme de plus de 105,000 fr., que l'Asile a dû couvrir par d'autres recettes, telles que le produit du pensionnat, les intérêts de fonds placés au Trésor, la vente des produits excédant les besoins de l'Asile, etc., et qui, si elle nous eût été payée, nous aurait donné les moyens de travailler nous-mêmes, depuis deux années, à la reconstruction du quartier des

*A reporter.* . . . 184,763 f. 75

*Report.* . . . 184,763 f. 75

hommes. Qu'il me soit permis, du reste, de redonner ici le tableau du résultat de ces cinq années, en y joignant le résultat de 1875.

| | Nombre de journées. | Prix de revient. | Prix des journées. | Différence. | Montant de cette différence. |
|---|---|---|---|---|---|
| En 1870 | 168,447 | 1f 06 | 0f 95 | 0f 11 | 18,529f 17 |
| 1871 | 164,962 | 1f 04 | 0f 95 | 0f 09 | 14,846f 58 |
| 1872 | 167,702 | 1f 10 | 0f 95 | 0f 15 | 25,164f 30 |
| 1873 | 169,418 | 1f 20 | 1f 05 | 0f 15 | 25,412f 70 |
| 1874 | 179,424 | 1f 17,15 | 1f 05 | 0f 12,15 | 21,800f » |
| 1875 | 173,064 | 1f 07,11 | 1f 05 | 0f 02,11 | 3,651f 65 |
| | | | | Ensemble........ | 109,404f 40 |

De l'examen de ces chiffres, il résulte que le prix de revient ayant été en moyenne de 1 fr. 10,75, et le prix de journée, aussi en moyenne, de 1 fr., on a un déficit de 0 fr. 10,75 pour chaque jour de cette période, et que c'était avec raison que, depuis plusieurs années, l'administration de l'Asile demandait l'élévation du prix de journée à 1 fr. 10.

Je crois utile encore de rappeler que l'élévation du prix de journée de 0,95 à 1 f. 05 a coïncidé avec une amélioration dans le régime alimentaire dont l'évaluation a varié suivant les années et en chiffres ronds de 14,000 fr. à 10,000 fr., et une augmentation de salaire des préposés et servants de 2,000 fr.

Le prix de revient présumé pour 1877, calculé à peu près sur les mêmes bases que celui du budget de 1876, est fixé à 1 fr. 16, c'est-à-dire 0,11, au-dessus du prix de journée payé.

ART. 5. *Aliénés au compte d'autres départements.* . . . . . . . . . . . . . . . . 29,893 f. 50

pour 63 aliénés (15 hommes et 48 femmes), donnant 22,995 journées, à raison de 1 fr. 30 par jour.

Nous en avons actuellement 64 (17 hommes et 47 femmes). En dehors d'une aliénée de la

*A reporter.* . . . 214,657 25

*Report.* . . 214,657 25

Vendée et de cinq de la Loire-Inférieure, les autres appartiennent au département de la Seine. Ce dernier a, du reste, régulièrement et sans nouvelle observation, soldé les états de décompte trimestriels établis sur le taux de 1 fr. 30 fixé par le Conseil général. En raison du très-grand encombrement où nous sommes, il n'est point à désirer pour la salubrité et le bon ordre de l'établissement, que le nombre des aliénés étrangers soit augmenté, l'Asile devant, avant tout, être en état de recevoir, d'une façon convenable, sous tous les rapports, les aliénés de son département.

Cette recette a produit en 1875 33,434 fr. 70.

Art. 6. *Aliénés militaires.* . . . . . . . 474 50

Pour 365 journées à 1 fr. 30 l'une.

En 1875, la recette a été de 337 fr. 02 pour 123 journées, à 2 fr. 74, pour un officier atteint de paralysie générale. La prévision budgétaire ne concerne qu'un simple soldat.

Art. 7. *Aliénés au compte des ministères de l'intérieur et de la justice.* — (Condamnés et prévenus placés en observation). . . . . 949 »

pour deux individus et 730 journées. Je ne prévois pas davantage, bien que la recette de 1875 se soit élevée à 2,460 fr. 90, parce que, pour répondre à une observation de la Commission de surveillance, exprimée dans la séance du 28 juin 1875, le Ministère de l'intérieur a retiré les condamnés qui étaient traités ici, pour les faire conduire dans la maison centrale de Gaillon (Eure), où un quartier spécial a été approprié pour le traitement des condamnés aliénés. Nous n'avons plus ici qu'un seul condamné dont la peine expirera prochainement.

Art. 8. *Aliénés au compte des familles.* — 1re classe. . . . . . . . . . . . . . . . . 16,501 65

*A reporter.* . . . 232,582 40

| | |
|---|---|
| *Report.* . . . . | 232,582 f. 40 |
| Pour 11 aliénés (5 hommes et 6 femmes) et 4,015 journées, à 4 fr. 11 l'une.<br>La recette a été de 19,341 fr. 66 en 1875, et nous avons maintenant 13 pensionnaires de 1re classe. | |
| ART. 9. *Aliénés au compte des familles.* — 2e classe. . . . . . . . . . . . . . . | 15,001 50 |
| Pour 15 aliénés (7 hommes et 8 femmes), et 5,475 journées, à 2 fr. 74 l'une.<br>La recette a été de 17,410 fr. 47 en 1875, et nous avons maintenant 14 pensionnaires de 2e classe. | |
| ART. 10. *Aliénés au compte des familles.* — 3e classe . . . . . . . . . . . . . . | 23,487 75 |
| pour 39 aliénés (16 hommes et 23 femmes) et 14,235 journées, à 1 fr. 65.<br>La recette a été de 25,127 fr. 95 en 1875, et nous avons maintenant 36 pensionnaires de 3e classe. | |
| ART. 11. *Aliénés au compte des familles.* — 4e classe . . . . . . . . . . . . . . | 18,896 05 |
| pour 1 aliénée et 365 journées, à 1 fr 37 l'une (ancien tarif), et 42 aliénés (20 hommes et 22 femmes) et 15,330 journées, à 1 fr. 20 l'une (nouveau tarif).<br>La recette a été de 18,898 fr. 60 en 1875, et nous avons maintenant 50 aliénés de 4e classe, dont 1 seule payant d'après l'ancien tarif. | |
| ART. 11 bis. *Trop perçu* (ci, pour mémoire, 200 fr.). | |
| ART. 12. *Domestiques au compte des familles.* | 3,000 » |
| pour 5 domestiques à raison de 600 fr., soit 1 fr. 65 par jour. Nous n'avons plus qu'une seule pensionnaire qui ne paie que 1 fr. 38 pour sa domestique et d'après l'ancien tarif.<br>On sait que l'abonnement qui produit cette recette, comprend le salaire, la nourriture et | |
| *A reporter.* . . . . | 292,967 f. 70 |

| | |
|---|---|
| *Report.* . . . . . | 292,967 f. 70 |

le vestiaire des domestiques. La dépense correspondante, au contraire, ne comprend que le salaire de ces mêmes domestiques.

La recette a été de 4,011 fr. 60 en 1875, et nous avons maintenant 5 domestiques particuliers.

ART. 13. *Montant de la vente des os et objets hors de service* . . . . . . . . . . . . . 1,200 »

Evaluation présumée de la vente des os, chiffons, vieilles futailles, vieux métaux, etc. — Même prévision qu'aux budgets antérieurs.

ART. 14. *Montant de la vente des produits excédant les besoins de l'Asile* . . . . . . . . . 1,900 »

Cette recette n'ayant été que de 1,177 fr. 80 en 1875, j'ai cru devoir prévoir un peu moins qu'aux budgets antérieurs. Cette prévision comprend :

| | |
|---|---|
| 400 litres de lait doux à 0 fr. 20. | 1,905 fr. |
| 1,500 doubles-décal. de braises de four à 0 fr. 30 . . . . . . | |
| 160 hectol. de charrée à 2 fr. 50 | |
| 13 veaux à 75 fr. l'un . . . . | |

ART. 15. *Recettes accidentelles.* . . . . . . 2,500 »

Même prévision qu'aux budgets antérieurs. En 1875, la recette a été de 3,198 fr. 33. Pour celle de 1877, je prévois, outre le retour à la Caisse, du pécule des aliénés décédés, le prix de la pension alimentaire de M. le Médecin-adjoint et le produit de la vente du pain et des fournitures de combustible et d'éclairage à divers fonctionnaires et employés.

ART. 16. *Remboursement par les familles de dépenses excédant le prix de pension.* . . . . 11,000 »

Même prévision qu'aux budgets antérieurs.

Pour les avances aux pensionnaires faites en dehors des prix de pension, il y a toujours un

| | |
|---|---|
| *A reporter.* . . . . . | 309,567 f. 70 |

*Report.* . . . . . 309,567 f. 70

excédant des recettes sur les dépenses. Cet excédant représente :

1° Le montant de ce qui est fourni aux pensionnaires sur les approvisionnements communs ;

2° Le montant des abonnements à forfait pour entretien, raccommodage et blanchissage du trousseau et des vêtements ;

3° Enfin, le remboursement de quelques frais de sépulture.

En 1875, cette recette s'est élevée à 12,725 f. 66

Art. 16 bis. *Remboursement d'avances pour frais de transport d'aliénés* . . . . . . . . 500 »

Même prévision qu'aux budgets antérieurs. Au compte de 1875 . . . . . . . . 64 fr.

Art. 16 ter. *Remboursement d'avances pour frais de procédure* . . . . . . . . . . . 200 »

Même prévision qu'aux budgets antérieurs. — Au compte de 1875. — Néant.

Ces deux derniers articles ont chacun leur correspondant en dépense.

### SECTION II. — REVENUS EN NATURE ET PRODUIT DU TRAVAIL DES ALIÉNÉS.

Art. 17. *Revenus en nature :*

1° La partie servant à la consommation de l'Asile. . . . . . . . . . . . . . . 13,700 »

Même prévision qu'au budget de 1876.

Au compte de 1875. — 13,986 fr. 96.

Suivant la décision du Conseil général, je ne fais plus figurer dans l'évaluation des produits tous les objets consommés en nature dans la ferme et dans les jardins, mais ils sont inscrits sur un livre de comptabilité spéciale et

*A reporter.* . . . . 323,967 f. 70

| | | |
|---|---|---|
| *Report.* . . . . . | | 323,967 f. 70 |

particulière à l'exploitation agricole. Voici le relevé des quantités prévues à l'état des consommations présumées :

| | |
|---|---|
| 1,800 kil. de lard à 1 fr. 60 le kil. | 2,880 f. » |
| 200 kil. de viande de veau à 1 fr. 20 le kil. . . . . . . . . . | 240 » |
| 100 volailles à 3 fr. l'une. . . | 300 » |
| 500 kil. de beurre frais à 2 fr. 40 le kil.. . . . . . . . . . . . . | 1,200 » |
| 3,000 kil. de fruits de saison et de garde à 0 fr. 20 le kil. . . . | 600 » |
| 20,000 litres de lait doux à 0 fr. 15 le litre. . . . . . . . | 3,000 » |
| 10,000 kil. de légumes de garde à 0 fr. 12 le kil. . . . . . . . | 1,200 » |
| 45,000 kil. de légumes de saison à 0 fr. 06 le kil. . . . . . . . | 2,700 » |
| 1,200 kil. de légumes fins (asperges, etc.) à 0 fr. 50 le kil. . . | 600 » |
| 300 doubles-décal. de pommes de terre à 1 fr. 30 le doub.-décal. | 390 » |
| 600 douzaines d'œufs frais à 0 fr. 95 la douz. . . . . . . . | 570 » |
| 250 fagots de bois à 30 fr. le cent. | 75 » |
| 600 doubles-décal. de braises de four à 0 fr. 30 le doub.-décal. . . | 180 » |
| 40 doubles-décal. de cendres à 0 fr. 75 le doub.-décal. . . . . . | 30 » |
| 5 kil. de plume de volaille à 2 fr. le kil. . . . . . . . . . . | 10 » |
| Total. . . . | 13,975 f. » |

Les produits consommés dans la ferme et les jardins, qui ne sont mentionnés que pour mémoire sont prévus comme suit :

| | | |
|---|---|---|
| 40,000 kil. de betteraves à vaches à 0 fr. 04 le kil. . . . . . . . | 1,600 f. » | |
| 18,000 kil. de foin à 60 fr. les 1,000 kil. . . . . . . . . . . . | 1,080 » | |
| *A reporter.* . . . | 2,680 f. » | 323,967 f. 70 |

| | | |
|---|---|---|
| *Report.* . . . | 2,680 f. » | 323,967 f. 70 |
| Fourrages verts (vesceau, luzerne, seigle, regain, choux verts, feuilles de betteraves, maïs), pour une valeur de . . . . . . . . | 1,750 » | |
| 75 doubles-décal. d'orge à 2 fr. le doub.-décal. . . . . . . . . | 180 » | |
| 1,000 kil. de paille d'orge à 30 fr. les 1,000 kil. . . . . . . . . | 30 » | |
| 20 hectol. de charrée à 2 fr. 50 l'hectolitre . . . . . . . . . | 50 » | |
| 300 journées d'animaux de trait à 5 fr. . . . . . . . . . | 1,500 » | |
| 460 mèt. cubes de fumier à 6 fr. le mètre cube . . . . . . . . | 2,760 » | |
| Total. . . . | 8,950 f. » | |

La contenance des terrains de rapport est la suivante :

| | | |
|---|---|---|
| Terres labourables . . . | 5 hect. | 35 ares |
| Prés, luzerne, oseraie . . | 5 | 28 |
| Jardins maraîchers . . . | 4 | 45 |
| Ensemble. . . | 15 hect. | 08 ares |

La superficie du jardin anglais et des plates-bandes réservées aux fleurs, représente environ 80 ares.

Art. 18. *Produit du travail des aliénés* :

1° La partie réservée à la consommation de l'Asile. . . . . . . . . . . . . . . . 28,000 »

2° La partie qui doit être vendue au dehors (ci pour ordre 1,900 fr.). Voir l'art. 14.

J'ai élevé, d'après le budget de l'année courante, cette recette de 3,000 fr., pour me rapprocher davantage de la recette du compte de 1875, qui s'est élevée à 29,055 fr.

Les travaux qui seront confiés aux aliénés, seront à peu près les mêmes que les années précédentes, et nous prenons pour base de cette évaluation, suivant les dispositions du règlement du 20 mars 1857, la valeur intrinsèque

*A reporter.* . . . . . 351,967 f. 70

| | |
|---|---|
| *Report*. . . . . | 351,967 f. 70 |
| des produits, en nous appuyant, en partie du moins, sur les résultats de l'exercice clos ; | |
| 2° La partie qui doit être vendue au dehors. | » » |
| Les sommes inscrites aux articles 17 et 18, ressortent, d'ailleurs, en dépense comme en recette. | |
| Total des recettes ordinaires. . . | 351,967 f. 70 |

## CHAPITRE II. — RECETTES EXTRAORDINAIRES.

Néant.

## RÉCAPITULATION

| | |
|---|---|
| Chapitre 1er. Recettes ordinaires . . . . | 351,967 f. 70 |
| Chapitre 2. Recettes extraordinaires. . . | » » |
| Total général des recettes . . . . . . . | 351,967 f. 70 |

---

# TITRE II. — Dépenses.

---

## CHAPITRE Ier. — DÉPENSES ORDINAIRES

### SECTION 1re. — DÉPENSES EN ARGENT.

| | |
|---|---|
| Article 1er. *Traitement du directeur-médecin.* | 6,000 f. » |
| Arrêté ministériel en date du 8 décembre 1875 (ordonnance du 18 décembre 1839 et décret du 6 juin 1863) qui élève le titulaire actuel à la 2e classe de son grade, pour prendre rang à partir du 1er janvier 1876 ; et décision du | |
| *A reporter*. . . . | 6,000 f. » |

*Report*. . . . 6,000 f. »

Conseil général, en date du 26 avril 1876 et relative à l'élévation du traitement de 5,000 à 6,000 f.

Art. 2. *Traitement du receveur-économe*. . . 2,800 »

700 f. de moins qu'au compte et qu'au budget de l'exercice courant. M. Coulbault, receveur-économe, ayant été admis à la retraite par décision du Conseil général en date du 25 avril 1876, M. le préfet a nommé, par arrêté du 29 avril suivant (ordonnance de décembre 1839 et décret de mars 1852), M. J. Gallois, receveur-économe de l'Asile de Sainte-Gemmes, dont le traitement a été fixé à 2,800 f. (décision du Conseil général précitée). M. Gallois va être incessamment installé dans ses nouvelles fonctions.

Art. 3. *Traitement des employés de l'Administration* . . . . . . . . . . . . . . 4,400 »

Le crédit est le même qu'au budget de 1876, mais les prévisions ne sont pas les mêmes. Ces prévisions comprennent :

| | | |
|---|---|---|
| Traitement | du secrétaire de la direction . . . . . | 1,800 f. |
| id. | du sous-économe . . | 1,700 f. |
| id. | 2 commis aux écritures | 900 f. |
| | Total . . . . | 4,400 f. |

M. Gallois, secrétaire de la direction (2,500 f.) ayant été nommé receveur-économe, j'ai nommé en son remplacement M. Persin, capitaine en retraite, dont le traitement a été fixé par arrêté préfectoral en date du 8 juin 1876 à 1,800 f. sans avantages en nature ou à 1,100 f. avec avantages en nature déterminés par le même arrêté.

M. Persin entrera en fonctions le jour de l'installation de M. Gallois comme receveur-économe.

*A reporter*. . . . 13,200 f. »

*Report.* . . . 13,200 f. »

Je demande à porter le traitement de M. Planchenault, sous-économe, de 1,500 à 1,700 f. Cet employé dont le service ne mérite que des éloges, n'a point eu d'augmentation réelle de traitement depuis 1868; les 500 f. qui en 1873, ui ont été donnés en plus, ne constituaient point une augmentation, mais représentaient une indemnité en échange d'avantages en nature (nourriture, etc.) qu'il abandonnait.

Je propose également une augmentation du traitement du commis aux écritures de la recette et de l'économat, 500 f. au lieu de 400 f. et, enfin, je demande que l'emploi de commis aux écritures de la direction soit régulièrement rétabli.

En 1862, mon prédécesseur, comptant sur le travail d'un aliéné, avait cru pouvoir demander la suppression de cet emploi; mais il n'avait pas tardé ensuite à reconnaître la nécessité de son maintien et depuis lors, un gardien avait toujours été employé au bureau. Il me paraît indispensable, que cette situation soit régularisée et je ne puis, à cet effet, proposer moins de 400 f.

Art. 4. *Traitement des fonctionnaires et employés du service médical* . . . . . . . . . 3,900 »

Au budget de l'exercice courant. 4,000 f. »
Et au compte de l'exercice clos . 3,633 89

Le crédit prévu se subdivise comme suit :

Traitement du médecin-adjoint (nouvelle 2e classe) . . . . . 2,500 »

Traitement des 2 élèves internes (à 700 f. l'un) . . . . . . . . 1,400 »

M. le Dr Dufour qui jouissait d'un traitement de 2,600 f. (ancienne 1re classe) ayant été nommé médecin-adjoint de l'asile public d'aliénés de Bron (Rhône), M. le préfet, par ar-

*A reporter.* . . . 17,100 f. »

*Report.* . . . 17,100 f. »

rêté en date du 31 juillet 1876, a nommé en son remplacement, M. le Dr Deboudt, médecin-adjoint de 2e classe et dont le traitement a été fixé à 2,500 f. (décret de février 1875).

Le traitement des élèves internes a été porté à 700 f. pour chacun d'eux par une décision du Conseil général dans sa session d'août 1874.

ART. 5. *Traitement de l'architecte.* Néant.

Depuis 1866, l'architecte du département n'a pas de traitement spécial au budget de l'Asile, mais il a des honoraires sur les travaux neufs qui sont exécutés ; ces honoraires sont payés sur les crédits ouverts pour ces travaux.

ART. 6. *Traitement de l'aumônier.* . . . . 1,500 f. »

Arrêté préfectoral en date du 16 septembre 1861 ; même prévision qu'aux budgets antérieurs.

ART. 7. *Traitement des sœurs* . . . . . . 2,900 »

Même prévision qu'au budget de l'exercice courant et même répartition :

Traitement d'une supérieure . . 200 f.
id. de 18 sœurs à 150 f. . 2,700

ART. 8. *Solde des préposés et servants* . . . 21,000 »

Même crédit qu'aux deux budgets antérieurs. En 1875, la dépense a été de 19,860 fr. 58 c. et il y avait eu un reliquat de 1,139 fr. 42 c. Ce reliquat n'avait été aussi élevé, que parce que dans cette catégorie d'employés, le mouvement avait encore été considérable, qu'un grand nombre d'entre eux n'avaient été payés qu'aux derniers prix du tarif adopté, et enfin que divers services généraux n'avaient pas toujours été pourvus. Le tarif adopté et qui n'a encore été considéré que comme transitoire, a été le suivant :

« Dans la première année les infirmiers et servants sont payés à raison de :

« 200 f. par homme et 140 f. par femme ;

*A reporter.* . 42,500 »

*Report.* . 42,500 »

« Dans les deuxième et troisième années :

« 225 à 250 fr. par homme et 160 à 180 fr. par femme;

« Dans les quatrième, cinquième et sixième années :

« 270 à 300 fr. par homme et 200 à 220 fr. par femme,

« Et à partir de la septième année ;

« 320 à 350 fr. par homme et 240 à 260 fr. par femme. »

Suivent diverses clauses qui règlent les droits des participants et l'intervention de l'Administration et assurent en même temps l'obervance des exigences budgétaires.

Les surveillants-chefs, quelques employés des services généraux et les chefs d'ateliers sont payés suivant la fixation portée au verso de la couverture du budget.

Dans sa dernière réunion, la Commission de l'Asile a émis l'avis qu'il y avait lieu d'augmenter un peu le salaire des préposés et servants; et dans sa pensée, cette augmentation équivalait à peu près à 30 fr. par homme et 20 fr. par femme.

On pourrait arriver à ce résultat sans modifier entièrement le tarif actuel, au moins, pour une ou deux années; il suffirait de supprimer les prix minima de chaque période et de réduire un peu la durée des périodes intermédiaires; et au budget de 1878, je ferais de nouvelles propositions, après avoir consulté les tarifs de plusieurs autres établissements.

J'ai, d'accord avec la Commission, prévu une augmentation pour les surveillants et quelques employés des services généraux.

Je ne demande pas l'augmentation du crédit, parce que je compte sur les 1,500 fr. de

*A reporter.* . . . 42,500 f. »

*Report.* . 42,500 »

l'article suivant et aussi sur 325 fr. qui deviendront libres si l'emploi du deuxième commis aux écritures est établi régulièrement. Si l'on pensait, d'ailleurs, dans un an, que le crédit primitif dût être insuffisant, il sera toujours facile de demander un crédit supplémentaire.

Je ne puis que répéter ce que j'ai déjà dit l'année dernière :

« Nous sommes convaincus que les sacrifices qui seront faits pour améliorer la position des préposés et servants porteront leurs fruits, et profiteront surtout aux aliénés qui leur sont confiés, et que ces augmentations de traitement faciliteront le recrutement du personnel, devenu de jour en jour plus difficile.

Pour la composition du personnel et la répartition du crédit, voir le verso de la couverture du budget.

ART. 8 bis. *Solde des domestiques au compte des familles* . . . . . . . . . . . . . 1,500 »

Dans ce nouvel article, ouvert pour la première fois au budget de 1876, et d'après les indications de l'inspection générale, je prévois les traitements de six domestiques particuliers (3 hommes et 3 femmes) à raison de 250 f. en moyenne. Nous n'en n'avons aujourd'hui que cinq (2 hommes et 3 femmes).

A l'article 12 des Recettes ordinaires est prévue, pour ces mêmes domestiques, une recette de 3,000 fr.

ART. 9. *Frais de culte*. . . . . . . . . 1,600 »

Même prévision qu'aux budgets antérieurs. En 1875, la dépense a été de 1,448 fr. 03. — Cette dépense comporte :

Entretien des ornements ecclésiastiques. . . . . . . . . . . . . . 300 fr.

*A reporter*. . . 45,600 »

*Report*. . . 48,600 »

Fourniture de cierges, bougies, encens, etc. . . . . . . . . . . . 300
Traitement de l'organiste. . . . 400
— du chantre, de l'ophicleïde et des choristes. . . . . . 550

Art. 10. *Frais de sépulture*. . . . . . . 600 »

Même crédit que les années précédentes. En 1875, la dépense a été de 460 fr.

En dehors de l'arrangement avec la paroisse, l'Asile doit toujours faire pour les indigents, les frais de linceuls, bières et fosses. Les infirmiers remplissent, à tour de rôle, l'office de porteurs et ne reçoivent pour cela aucune indemnité de la maison.

Art. 11. *Frais d'administration, de bureaux et d'impressions*. . . . . . . . . . . . 2,000 »

Mêmes prévisions qu'au budget de l'année courante.

En 1875, la dépense a été de 1,799 fr. 20.

Indépendamment des dépenses ordinaires, pour frais d'administration et d'impressions (1,000 fr.), fournitures de bureau (300 fr.) et bibliothèque (300 fr.), nous inscrivons pour la seconde fois une prévision de dépenses de 400 fr. pour impression des budgets, comptes et rapports de l'Asile, suivant la demande formulée depuis plusieurs années par la Commission de surveillance, « afin que ces documents puissent être mieux examinés, tant par la Commission que par le Conseil général.. » Sans compter qu'on pourra ainsi, plus facilement, procéder à l'échange de ces rapports avec ceux des autres établissements, où ces pièces sont imprimées, et créer ainsi pour l'Asile, une source précieuse de renseignements sur les améliorations réalisées ailleurs, tant en médecine qu'en administration.

*A reporter*. . 48,200 »

*Report.* . 48,200 f. »

ART. 12. — *Contributions*. . . . . . . . 350 »

Même crédit qu'aux budgets antérieurs.

En 1875, cette dépense s'est élevée à 317 f. 85.

Cette dépense comprend : les contributions directes et de main-morte, l'impôt sur le billard et l'impôt sur les voitures et chevaux.

ART. 13. *Assurance contre l'incendie*. . . . 50 »

Même prévision que les années précédentes.

Bien que ce crédit n'ait pas été employé depuis longtemps (le Département payant les assurances de l'Asile), il doit, cependant, être maintenu, parce qu'il pourrait servir à prendre un avenant au moment où les provisions en magasin dépasseraient la moyenne qui a servi de base à l'établissement de la prime.

ART. 14. — *Pain et farine*. . . . . . . . 54,000 »

Même prévision qu'au budget de l'exercice courant.

En 1875 la dépense s'est élevée à 50,923 fr.

A l'Asile, nous achetons la farine et nous boulangeons.

Pour évaluer quelle quantité de farine sera nécessaire à nos besoins en 1877, on doit d'abord établir ce qu'il nous faudra de pain.

La population générale ayant été présumée devoir être de 765 individus (311 hommes et 454 femmes) il faudra avec la ration actuelle de pain (Arrêté du 24 janvier 1873) :

| | | |
|---|---|---|
| 775 grmes × 311 hommes × 365 jours = | 87,974 kil. | 125 |
| 705 — × 454 femmes × 365 jours = | 116,825 | 550 |
| Ensemble pr 765 individus × 365 jours = | 204,799 kil. | 675 |

pour régime ordinaire.

Il faut ajouter un supplément pour les travailleurs :

| | | |
|---|---|---|
| Soit 100 grmes × 165 hommes et femmes × 100 jours d'été. . . . . . = | 1,650 | » |
| Qui réuni au régime ordinaire, donne un total de . . . . . . . . . . . . | 206,449 kil. | 675 |

*A reporter*. . . . 102,600 f. »

*Report*. . . . 102,600 f. »

Le rendement de la farine ne pouvant être prévu à plus de 140 0/0, soit 100 kil. de farine donnant 140 kil. de pain, il nous faudra en farine 147,500 kil., qui représentent en argent, à 0,36 le kil. la somme de 53,100 fr.

Prix de revient du pain : En ajoutant à la somme de 53,100 fr., la dépense en bois de fagots, braises, sel, farine de riz, traitement et nourriture des boulangers, environ 6,200 fr., on arrive à un total de 59,300 fr. Divisant cette somme par la quantité de pain présumée ci-dessus, soit 206,449 kil. 675 gr., on obtient un prix de revient de 0 fr. 287$^{mm}$ pour chaque kilogramme de pain, c'est-à-dire 0 fr. 003$^{mm}$ en moins qu'au budget de 1876 et 0 fr. 037$^{mm}$ de plus qu'au compte de 1875.

Au 1$^{er}$ janvier 1876, il y avait en magasin 69,000 kil. au prix de 31 fr. 65 les 100 kil., soit 21,933 fr. 45 c.

Nous avons, depuis, acquis par adjudication 80,000 kil. au prix de 32 fr. 97 qui assurent l'approvisionnement jusque vers le mois de février 1877, et il nous restera encore environ 27,000 fr. de disponibles sur le crédit de 54,000 fr. ouvert au budget de l'exercice courant. Après la récolte qui s'annonce dans des conditions assez favorables, nous pourrons avec tout ou partie de cette somme, acquérir une partie de l'approvisionnement de 1877 et le prix moyen de 36 fr. les 100 kil. sur lequel nous avons calculé la dépense, ne sera, sans doute, pas dépassé.

ART. 15. *Viande*. . . . . . . . . . 64,000 »

1,000 fr. de moins qu'au budget de l'exercice courant.

En 1875, la dépense s'est élevée à 56,667 f. 91.

Nous avons obtenu, à la dernière adjudication, un prix très-avantageux (1 fr. 05 le kil.), mais nous croyons prudent d'établir nos

*A reporter*. . . . 166,609 f. »

*Report.* . . . 166,600 f. »

calculs pour 1877 sur la même base que celle des budgets antérieurs, c'est-à-dire 1 fr. 20 le kil.

Voici le détail de la consommation présumée :

Viande de bœuf, veau ou mouton :

| | | |
|---|---|---|
| 237 hmes régime commun à 220 gr. . . . . | 52 kil. | 140 |
| 346 fmes — 180 gr. . . . . | 62 | 280 |
| 18 pensres et employés (1re et 2e cl., hmes) à 170 g. | 3 | 060 |
| 56 — (3e cl., hmes) à 190 gr. | 10 | 640 |
| 108 — (1re, 2e et 3e cl., f.) à 150 g. | 16 | 200 |
| 765 individus pour une journée . . . . . | 144 kil. | 320 |
| Et pour 228 jours gras (y compris 5,038 kil. de veau et mouton) . . . . . . . . . . | 41,564 k. | 160 |

Il a été pris des mesures pour donner, depuis le 1er janvier 1875, aux indigents, une quarantaine de repas de veau ou de mouton, en remplacement du bœuf bouilli ; on en a donné tous les jours gras et à tour de rôle à environ 120 individus, soit à 170 gr. par individu, 20 kil. 400 gr. et pour 247 jours, 5,038 kil.

| | | |
|---|---|---|
| *Veau ou mouton.* — 130 pensionnaires et employés (3e cl.), 1 repas par jour, soit pour 247 jours gras 32,110 repas, à 165 gr. par repas . . . . | 5,298 k. | 150 |
| 52 pensionnaires et employés (1re et 2e cl.), 2 repas par jour, sauf celui de la volaille, le dimanche, soit pour 247 jours gras, 22,984 repas à 165 gr. | 3,792 | 360 |
| Pour régime exceptionnel ou d'infirmerie, en moyenne 7 kil. les jours gras (247 jours) . . | 1,729 | » |
| En moyenne 10 kil. les jours maigres (118 jours) . . . . | 1,180 | » |
| Total pour la viande de veau ou de mouton . . . . . . . | 11,999 k. | 510 |

*A reporter.* . . . 166,600 f. »

*Report*. . . . 166,600 f. »

*Volaille*. — 52 pensionnaires et employés de 1re et 2e cl., 1 repas par semaine (1/6 par individu), = 9 volailles, plus trois en moyenne pour infirmerie, soit 12 volailles par semaine et 624 par an, à 2 fr. l'une . . . 1,248 fr.

*Lard*. — 12 repas de lard (à diminuer du total de la viande de bœuf) pour les aliénés du régime commun, soit un par mois, 583 hommes et femmes à 150 gr. = 87 kil. 450 gr. par 1 repas, et pour 12 repas . . 1,049 kil. 400

RÉCAPITULATION.

| | | |
|---|---|---|
| Viande de bœuf (y compris 5,038 kil. veau et mouton en remplacement) . . . . . | 41,565 kil. | » |
| Viande de veau et mouton (régime ordinaire) . . . . | 9,091 | » |
| Viande de veau et mouton (régime exceptionnel) . . . | 2,909 | » |
| Total . . . | 53,565 kil. | » |
| A déduire pour lard donné en remplacement, environ . | 1,000 | » |
| Reste . . . | 52,565 kil. | » |
| 52,565 kil. viande de boucherie à 1 fr. 20 le kil. . . | 63,078 fr. | » |
| Plus pour volailles . . . | 1,248 | » |
| Ensemble. . . . | 65,326 fr. | » |

Il n'y a de réduction possible sur ce chiffre, en dehors du rabais qui pourra être offert à l'adjudication, que par suite de l'emploi de volailles et de veaux élevés dans l'asile et dont le montant présumé est porté à l'état des revenus en nature (pour une valeur d'environ 540 fr.); la viande provenant de porcs élevés

*A reporter*. . . . 166,600 f. »

| | |
|---|---|
| *Report.* . . . | 166,600 f. » |

dans l'Asile est également évaluée (2,880 fr.) au même état.

| | |
|---|---|
| ART. 16. *Vin, bière et vinaigre* . . . . . | 16,900 f. » |

Comme nous l'avions prévu, il y a un an, la récolte de vin de 1875 a été favorable et nous avons pu adjuger, le 25 novembre dernier, le vin nécessaire aux besoins de l'établissement pendant les deux années 1876 et 1877 aux prix de 26 fr. l'hectolitre pour 1876 et 28 fr. 60 pour 1877.

Cette fourniture importante a été obtenue par MM. Lamotte, Benoist et Cie, négociants à Angers. Le vin fourni est du vin du Midi, pesant 11° à l'alcoolomètre de Gay-Lussac. La première moitié propre aux besoins de 1876, a été livrée suivant les conditions du cahier des charges et vérifiée par M. Lebreton-Faucheux, négociant à Angers, qui a bien voulu remplir l'office de dégustateur.

La deuxième partie, propre aux besoins de 1877, devra être de la même récolte, c'est-à-dire de 1875 et ne sera livrée que dans le courant du mois de janvier prochain.

Voici le détail de la consommation présumée pour 1877.

D'après un arrêté préfectoral du 14 janvier 1873, la ration de vin est de 0 litre 15 par homme, et 0 litre 12 par femme pour le régime commun, les autres classes n'ayant pas subi de modification.

1° *Vin rouge composé :*

| | | |
|---|---|---|
| 237 hommes, régime commun à 0 lit. 15 par homme = 35 litres 55 par jour et pour 365 jours . . . . . . . . . | 12,975 l. 95 | |
| 346 femmes, régime commun, à 0 lit. 12 par femme = 41 lit. 52 par jour, et pour 365 jours . . | 15,154 80 | |
| 56 pensionnaires et employés | | |
| *A reporter.* . . . | 28,130 l. 75 | 183,500 f. » |

| | | | |
|---|---|---|---|
| *Report.* . . . . | 28,130 l. | 75 | 183,f. 500 » |
| de 3<sup>e</sup> classe (hommes) à 0 lit. 48 par homme = 26 lit. 88 par jour et pour 365 jours . . . . . | 9,811 | 20 | |
| 74 pensionnaires et employées de 3<sup>e</sup> classe (femmes) à 0 lit. 32 par femme = 23 lit. 68 par jour et pour 365 jours. . . . . . | 8,643 | 20 | |
| Ration supplémentaire aux travailleurs à 0 lit. 10 par homme, 107 hommes = 10 lit. 70 par jour et pour 100 jours d'été. . . . | 1,070 | » | |
| Ration supplémentaire aux travailleuses (buandières) à 0 lit. 10 par femme, 58 femmes = 5 l. 80 par jour et pour 300 jours. . . | 1,740 | » | |
| Régime exceptionnel à 10 aliénés (hommes et femmes) = 2 l. 50 par jour et pour 365 jours. | 912 | 50 | |
| Ration supplémentaire pour les veilleurs (hommes et femmes) à 1 lit. par jour, pour 365 jours . | 365 | » | |
| Total. . . . | 50,672 l. | 45 | |
| 1/5 d'eau à déduire, soit . . | 10,134 | 49 | |
| Reste. . . . | 40,537 | 96 | |
| 2° *Vin rouge pur :* | | | |
| 11 pensionnaires et employés de 1<sup>re</sup> classe (hommes) à 0 lit. 56 = 6 l. 16 par jour et pour 365 jours. | 2,248 | 40 | |
| 7 pensionnaires de 2<sup>e</sup> classe (hommes) à 0 lit. 48 = 3 lit. 36 et pour 365 jours . . . . . | 1,226 | 40 | |
| 34 pensionnaires et employées de 1<sup>re</sup> et 2<sup>e</sup> classe (femmes) à 0 lit. 40 = 13 lit. par jour et pour 365 jours . . . . . . . | 4,964 | » | |
| Ration supplémentaire à divers employés (hommes), en- | | | |
| *A reporter.* . . . | 8,438 l. | 80 | 183,590 f. » |

| | | |
|---|---|---|
| *Report.* . . . | 8,438 l. 80 | 183,500 f. » |
| semble 4 lit. 50 par jour et pour 365 jours . . . . . . . . . | 1,642 50 | |
| Régime exceptionnel supplémentaire et médical, environ 6 lit. par jour = pour 365 jours. | 2,190 » | |
| Total. . . . | 12,271 l. 30 | |
| Report de la consommation du régime commun . . . . . . . | 40,537 96 | |
| Total général. . . . | 52,809 l. 26 | |
| Ce qui donne en argent à 28 fr. 60 l'hectolitre. . . . . | 15,100 f. 80 | |
| Autres dépenses prévues pour le même article : | | |
| Alcool, eau-de-vie et rhum, 200 lit. à 3 fr. . . . . . . . | 600 » | |
| Bière en bouteilles, 200 à 40 c. | 80 » | |
| Vin blanc ordinaire, 230 litres à 0 fr. 30 . . . . . . . . . | 69 » | |
| Vin rouge de Bordeaux, 230 l. à 1 fr. 25 . . . . . . . . . | 287 50 | |
| Vinaigre, 2,400 lit. pour . . | 720 » | |
| Ensemble. . . . | 16,857 f. 30 | |

En 1875, la dépense s'était élevée à 17,774 fr. 30.

| | |
|---|---|
| ART. 17. *Comestibles*. . . . . . . . . . . | 33,000 » |

Même crédit qu'au budget de l'exercice courant.

En 1875, la dépense s'est élevée à 30,563 f. 96.

Les prévisions portées à l'état des consommations présumées sont à peu près les mêmes qu'en 1875, et l'évaluation présumée s'élève à 33,994 fr. 50, mais il faut en déduire les rabais qui pourront être obtenus à l'adjudication.

| | |
|---|---|
| ART. 18. *Dépenses de pharmacie* . . . . . | 4,500 » |

Même crédit qu'au budget de l'exercice courant.

| | |
|---|---|
| *A reporter.* . . . . . | 221,000 f. » |

*Report*. . . . . 221,000 f. »

En 1875, la dépense s'est élevée à 4,122 fr. 39.

La fourniture des médicaments a été obtenue à l'adjudication du 20 décembre 1875, par M. Herbert, pharmacien, à Angers, pour une période de trois années, 1876, 1877 et 1878, et aux conditions suivantes :

Pour les médicaments composés : rabais de 25 p. cent, d'après le tarif adopté par MM. les Pharmaciens d'Angers ; et pour les médicaments simples : rabais de 28 p. cent d'après le prix-courant de la maison Truelle de Paris.

En dehors des médicaments dont il vient d'être question, cet article comprend encore des prévisions pour vin, miel, sucre, cassonade, huile d'olive, citrons, coings, sangsues, etc., ainsi que le renouvellement et l'entretien des instruments de chirurgie, le tout s'élevant d'ordinaire à environ 2,000 fr.

Les cinq premiers articles sont joints, pour l'adjudication, aux articles 16 et 17.

Art. 19. *Tabac* . . . . . . . . . . . 2,200 »

Même crédit qu'aux budgets antérieurs.

En 1875, la dépense s'est élevée à 2,146 f. 20.

Nous prévoyons comme précédemment :

Du tabac ordinaire à 12 fr. 50 le kil., pour . . . . . . . . . . . . 1,000 fr.

Et du tabac d'hospice à 5 fr. le kil., pour . . . . . . . . . . . 1,200

Il serait désirable que ce dernier fût de meilleure qualité.

Comme quantité, le tabac à priser est au tabac à fumer :: 7 est à 1.

Art. 20. *Vêture et lingerie* . . . . . . 22,500 »

500 fr. de moins qu'au budget de l'année courante.

En 1875, la dépense ne s'est élevée qu'à 18,193 fr. 50.

*A reporter*. . . . . 245,700 f. »

*Report.* . . . . 245,700 f. »

Pour le détail, on peut consulter l'état des consommations présumées qui porte cette dépense à 22,552 fr.

Les prévisions sont à peu près les mêmes que pour 1876 ; la différence principale porte sur la toile pour chemises, pour laquelle j'ai porté une somme de 2,000 fr.

Art. 21. *Dépenses du coucher* . . . . . . 2.600 f. »

1,000 fr. de plus qu'au budget de 1876.

Cette différence provient de ce que pour l'année courante, on n'a pas prévu de couvertures.

Les prévisions pour 1877 sont les suivantes :

| | |
|---|---|
| Coutil pour traversins . . . | 150 f. » |
| Toile à matelas . . . . . . | 360 » |
| Balle d'avoine 10 fr., et plume 140 fr. . . . . . . . . . . | 150 » |
| Descentes de lit . . . . . . | 60 » |
| 12 couvertures en laine blanche | 336 » |
| 20 couvertures en laine grise . | 360 » |
| 20 couvertures en laine verte . | 420 » |
| Paille de seigle . . . . . . | 800 » |
| Ensemble. . . . | 2,636 f. » |

ART. 22. *Entretien et renouvellement des meubles et ustensiles* . . . . . . . . . . 7.000 »

Même crédit qu'au budget de l'année courante.

En 1875, la dépense s'est élevée à 6,683 f. 14.

Je prévois pour 1876, des dépenses analogues à celles des années précédentes ; renouvellement ou réparation des chaises, bancs, tables, lits, réparation du mobilier des pensionnats ; entretien des appareils de fumisterie ; abonnement pour l'étamage et la soudure de la batterie de cuisine et l'entretien des pompes.

Toutes ces réparations et les fournitures nécessaires sont portées en détail, à l'état des consommations présumées et évaluées à 7,137 f.

*A reporter.* . . . . 255,300 f. »

| | | |
|---|---|---|
| *Report.* . . . . | | 255,300 f. » |

Art. 23. *Blanchissage* . . . . . . . . . 3,500 »

Même crédit qu'aux budgets antérieurs.

En 1875, la dépense s'est élevée à 2,991 f. 92.

Les prévisions qui sont évaluées à 3,540 fr. sont les suivantes :

| | |
|---|---|
| Amidon 90 fr., bleu 100 fr. . . | 190 f. » |
| Cendres 1,600 doubles-décalitres à 0 fr. 75. . . . . . . . . | 1.200 » |
| Savon 2,500 kil. à 0 fr. 80 . . | 2,000 » |
| Cristaux de soude, 600 kil. à 0 fr. 25 . . . . . . . . . . | 150 » |

Art. 24. *Chauffage* . . . . . . . . . . 15,000 »

1,000 fr. de moins qu'au budget de 1876.

En 1875, la dépense s'est élevée à 13,795 fr.

Les prévisions sont à peu près les mêmes et comme suit :

| | |
|---|---|
| Bois de chauffage, rondin, 60 st. à 13 fr. 50 et 40 st. de souche à 11 fr. 50 . | 1,270 f. » |
| Bois de fagot de 9 et de 15 ans (par moitié) 6,500 à 60 fr. . . | 3,900 » |
| Charbon de bois 300 hect. à 3 fr. 40, et charbon de Bordeaux 200 kil. à 0 fr. 35 . . . . . . | 1,090 » |
| Charbon de terre, mertyr en roches, 2,000 hect. à 3 fr. 50. . . | 7,000 » |
| Coke, 1,000 hect. à 1 fr. 90. . | 1,900 » |
| Charbon pour forge 105 fr. et pommes de pin 30 fr. . . . . . | 135 » |
| Ensemble. . . . | 15,295 f. » |

Les allocations de chauffage, octroyées à divers fonctionnaires ou employés, sont délivrées en nature et non en argent.

Je crois devoir rappeler ici, que j'avais demandé en 1875 (lettre du 10 janvier), que l'allocation de chauffage attribuée à M. le Médecin-adjoint, fût élevée de 8 à 12 stères de bois. La

*A reporter.* . . . . 273,800 f. »

*Report*. . . . 273,800 f. »

prévision de dépense déjà portée au budget de 1876 l'est encore à celui-ci sous réserve de l'approbation de M. le Préfet et du Conseil général.

ART. 25. *Eclairage* . . . . . . . . . . 2,600 »

Même crédit qu'au budget de 1876.

En 1875, la dépense ne s'est élevée qu'à 745 f. 50 par suite du bas prix de l'huile de colza.

Voici le détail des dépenses à faire sur cet article :

| | |
|---|---|
| Allumettes, 300 f., veilleuses, mèches, etc. 80 f. . . . . . . . . . . . . . . | 380 f. |
| Bougie, 100 k. à 2 f. 40 et bougie de voiture, 10 k. à 2 f. 40 . . . . . | 264 |
| Chandelles, 100 k. à 1 f. 25 . . . | 125 |
| Huile à brûler, colza, épurée, 1,800 k. à 1 f. 05 . . . . . . . . . . . | 1,890 |
| Total. . . . | 2,659 f. |

Les allocations pour éclairage sont également données en nature. J'avais aussi demandé en janvier 1875, que l'allocation d'éclairage attribuée à M. le médecin-adjoint fût élevée de 15 k. de chandelle à 20 k. Même observation qu'à l'article précédent.

ART. 26. *Entretien des murs et bâtiments* . . 3,000 »

Même crédit qu'aux budgets antérieurs.

En 1875, la dépense s'est élevée à 3,182 f. 49.

Les dépenses portées à l'état des consommations présumées s'élèvent à 3,040 f.

Je ne prévois pour 1877, ici du moins, que les travaux ordinaires d'entretien et de réparation des murs et bâtiments et l'entretien des toitures et des gouttières ; ce dernier travail n'est plus fait, depuis le 1er janvier, en vertu d'un abonnement ; je vais voir prochainement avec M. l'architecte, quel serait pour les inté-

*A reporter*. . . . 279,400 f. »

*Report*. . . . . 279,400 »

rêts de l'Asile, le meilleur mode à suivre à ce sujet ; en attendant, les réparations nécessaires sont faites à la journée par le couvreur qui remplace en partie du moins, M. Dolbeau, des Ponts-de-Cé, dont le marché a pris fin le 31 décembre dernier et qui a quitté les affaires. Cet article comprend également tous les matériaux, ardoises, carreaux, briques, chaux diverses, tuffeaux, peintures, verre à vitre, etc. nécessaires pour toutes les réparations.

ART. 27. *Entretien des propriétés (frais de culture)* . . . . . . . . . . . . . . 2,000 »

Mêmes prévisions et même crédit que pour l'année courante.

| | |
|---|---|
| Entretien des chevaux, vaches, porcs, ferrage des chevaux, etc. . . . . . . . . | 500 f. |
| Porcs pour l'engraissement, 15 à 60 f. l'un . . . . . . . . . . | 900 |
| Semences et plantations diverses . | 550 |
| Location de bâches pour les embargements. . . . . . . . . . | 50 |
| Total. . . . | 2,000 f. |

En 1875, la dépense s'est élevée à 2,621 f. 84.

ART. 28. *Gratifications aux travailleurs*. . . . 7,200 »

Même crédit qu'au budget de 1876.

En 1875, la dépense s'est élevée à 6,846 f. 05.

La prévision de dépense est calculée d'après le nombre actuel de travailleurs.

ART. 29. *Fourrages et litières* . . . . . . . 7,000 »

En 1875, par suite de la cherté du foin, la dépense s'est élevée à 8,849 f. 05.

Je crois devoir inscrire pour 1877, le même crédit qu'aux budgets antérieurs, sauf à prévoir un crédit supplémentaire aux chapitres additionnels, si le primitif est insuffisant.

Cette dépense est très-variable et elle ne peut

*A reporter*. . . . 295,600 f. »

*Report.* . . . 295,600 f. »

être établie exactement chaque année qu'après la récolte.

Voici le détail porté à l'état des consommations présumées :

| | |
|---|---|
| Avoine, 160 hect. à 12 f. . . . . | 1,920 f. |
| Foin, 40,000 k. à 70 f. les °°/₀₀. . | 2,800 |
| Paille de froment, 60,000 kil. à 50 f. . . . . . . . . . . . . | 3,000 |
| Petit grain, son, recoupes pour une valeur de . . . . . . . . . . . | 375 |
| Frais d'hôtel (foin et avoine aux chevaux) . . . . . . . . . . . | 300 |
| Total. . . . | 8,375 f. |

ART. 30 *Gratifications aux agents inférieurs.* 500 »

Même prévision qu'aux budgets antérieurs.

Ce crédit n'est employé que d'après un état dressé par le directeur à la fin de chaque année.

ART. 31. *Dépenses imprévues* . . . . . . . 3,000 »

Même crédit qu'aux budgets antérieurs.

Au compte clos . . . . . . . 2,389 f. 54

ART. 32. *Restitution de trop perçu* . . . . 200 »

De même qu'aux budgets antérieurs.

ART. 33. *Dépenses excédant le prix de pension.* 6,500 »

Même prévision qu'au budget de l'exercice courant.

En 1875, cette dépense s'est élevée à 6,264 f. 40. Voir à l'article 16 des recettes ordinaires, l'observation relative à la différence qui existe entre cette dépense et la recette correspondante.

ART. 34. *Abonnement pour les eaux de la Loire* . . . . . . . . . . . . . . . . 2,600 »

Même prévision qu'au budget de l'exercice courant. Cette dépense a été réglée pour les trois années antérieures à la somme de 2,445 f. calculée par l'administration des eaux de la

*A reporter.* . . . 308,400 f. »

*Report.* . . . 308,400 f. »

ville d'Angers sur la même moyenne de consommation à défaut de la marche régulière de notre compteur.

La période de garantie de ce compteur est expirée depuis le commencement du mois courant. Cette garantie, du reste, était devenue illusoire, l'appareil ne fonctionnant plus d'une façon soutenue depuis un certain temps, et malgré les nombreuses réparations qu'il a subies, je ne le crois pas susceptible d'être remis en état et je m'occupe à chercher un autre système pour le remplacer.

L'eau est, d'ailleurs, payée d'après le tarif publié par une circulaire municipale en date du 28 juin 1871 (délibérations du Conseil municipal en date du 15 mars 1871, et plus récemment du 17 décembre 1875.)

ART. 35. *Avances pour frais de transport d'aliénés* . . . . . . . . . . . . . . 500 »

Même prévision qu'aux budgets antérieurs. (Voir l'article 16 *bis* des recettes ordinaires.)

ART. 36. *Avances pour frais de procédure* . . 200 »

Même prévision qu'aux budgets antérieurs. (Voir l'article 16 *ter* des recettes ordinaires.)

### SECTION II. — CONSOMMATIONS EN NATURE

ART. 37. *Revenus en nature.*

1° La partie servant à la consommation de l'Asile . . . . . . . . . . . . . . 13,700 »

Cette dépense correspond à la recette inscrite à l'article 17 du titre Ier, section 2e (voir le détail à cet article).

Les produits consommés par la ferme et les jardins, évalués à 8,950 f., ne sont mentionnés que pour mémoire.

*A reporter.* . . . . 322,800 f. »

| | | |
|---|---|---|
| *Report.* . . . . | 322,800 f. | » |
| 2° La partie qui doit être vendue en dehors, ci (pour ordre) 1,900 fr. — Voir le détail à l'article 14 des recettes ordinaires. | » | » |

Art. 38. *Evaluation du travail des aliénés.*

| | | |
|---|---|---|
| 1° La partie servant à la consommation de l'Asile. . . . . . . . . . . . . . . . | 28,000 | » |

Cette dépense correspond à l'article 18 des recettes ordinaires.

2° La partie vendue au dehors. — Néant.

| | | |
|---|---|---|
| Total du chapitre Ier. Dépenses ordinaires. | 350,800 | » |

## CHAPITRE II. — DÉPENSES EXTRAORDINAIRES.

| | | |
|---|---|---|
| Article 1er. *Premiers travaux pour la reconstruction du quartier des hommes* . . . . : . | 50,000 f. | » |

Dans sa séance du 8 juin courant, la Commission, après avoir rappelé ses délibérations de diverses séances (notamment celles du 20 décembre 1875, du 27 mars et du 24 avril 1876), relatives à l'urgence de la mise à exécution des projets d'amélioration et d'achèvement du quartier des femmes, de reconstruction du quartier des hommes et de création d'un pensionnat isolé, m'a engagé, vu l'excédant du compte de 1875, à proposer :

1° 10,000 fr. pour divers travaux d'amélioration du quartier des femmes, le service de la cuisine et logement des sœurs et ouvrières ;

2° 50,000 fr. pour les premiers travaux de reconstruction du quartier des hommes.

Tous les plans et devis sont terminés depuis longtemps, mais il faut une somme d'environ 100,000 fr. pour entreprendre le premier pavillon

| | | |
|---|---|---|
| *A reporter.* . | 50,000 | » |

| | *Report.* . | 50,000 » |
|---|---|---|

La Commission et moi, nous espérons que M. le Préfet et le Conseil général trouveront la somme complémentaire, qui est indispensable, pour commencer ces travaux d'une urgence manifeste pour tous.

Les 10,000 fr. mentionnés plus haut, ont été portés aux chapitres additionnels du budget de l'exercice courant; quant aux 50,000 rancs que j'inscris ici, pour qu'ils soient plus facilement utilisables dès les premiers mois de 1877, ils sont couverts d'avance par l'excédant de recettes des chapitres additionnels de 1876, qui est de 66,911 fr. 03. Non-seulement, il restera encore un excédant d'au moins 18,000 fr., mais on peut prévoir, dès maintenant, que l'exercice 1876 donnera un boni d'au moins une vingtaine de mille fr.

| | |
|---|---|
| TOTAL DU CHAP. II. Dépenses extraordinaires. | 50,000 » |

RÉCAPITULATION.

| | |
|---|---|
| CHAPITRE Ier. Dépenses ordinaires. | 350,800 f |
| CHAPITRE II. Dépenses extraordinaires. . . . . . . . . . . | 50,000 |
| Total général des dépenses. | 400,800 f |

## RÉCAPITULATION GÉNÉRALE :

| | |
|---|---|
| Recettes. . . . . . . . . | 351,967 f. 70 |
| Dépenses . . . . . . . . . | 400,800 » |
| Résultat en déficit. . | 48,832 30 |
| Ce déficit sera couvert par l'excédant de recettes des chapitres additionnels de l'exercice 1876, qui est de. . . . . . . . . | 66.911 03 |

Présenté par le directeur-médecin de l'Asile public d'aliénés de Sainte-Gemmes-sur-Loire.

Le 21 juin 1876.

*Le directeur-médecin en chef.*

Signé : Dr V. COMBES.

# PRIX DE REVIENT PRÉSUMÉ POUR 1877.

| DÉSIGNATION DES ARTICLES. | 1re CLASSE. | 2e CLASSE. | 3e CLASSE. | 4e CLASSE. |
|---|---|---|---|---|
| Pain | 0 K. 630 g. à 0f 29 0f 18 27 | 0 K. 630 g. à 0f 29 0f 18 27 | 0 K. 750 g. à 0f 29 0f 21 75 | 0 K. 740 g. à 0f 29 0f 21 46 |
| Viande | 0 K. 490 g. à 1 20 0 59 » | 0 K. 490 g. à 1 20 0 59 » | 0 K. 335 g. à 1 20 0 40 50 | 0 K. 200 g. à 1 20 0 24 » |
| Vin | 0 L. 48 à 0f 2,860 0 13 73 | 0 L. 44 à 0f 2,860 0 12 58 | 0 L. 32 à 0f 2,860 0 09 15 | 0 L. 108 à 0f 2,860 0 03 09 |
| Comestibles | 0 13 » | 0 12 65 | 0 11 75 | 0 09 10 |
| Café ou chocolat | 0 15 » | 0 15 » | 0 10 » | 0 » » |
| Dessert | 0 07 » | 0 03 » | 0 » » | 0 » » |
| Chauffage et éclairage | 0 07 » | 0 07 » | 0 07 » | 0 05 » |
| Frais de personnel et d'administration | 0 94 » | 0 74 50 | 0 47 85 | 0 32 » |
| Valeur locative | 0 30 » | 0 21 » | 0 11 » | 0 10 » |
| Vêture, lingerie, blanchissage, et raccommodage | 0 05 » | 0 05 » | 0 05 » | 0 11 35 |
| | 2f 62 » | 2f 28 » | 1f 64 » | 1f 16 » |

# COMMISSION DE SURVEILLANCE

## SÉANCE DU 3 JUILLET 1876

L'an mil huit cent soixante-seize, le 3 juillet, à une heure et demie du soir, la commission de surveillance de l'Asile des aliénés, convoquée par son Président, s'est réunie dans l'une des salles de l'hôtel de la Préfecture.

Sont présents : MM. Mestayer, président; Guinoyseau, L. Sorin et Bailly, secrétaire.

M. le directeur-médecin assiste à la séance.

Le procès-verbal de la dernière réunion est lu et adopté.

. . . . . . . . . . . . . . . . . . . . .

### CHAPITRES ADDITIONNELS DU BUDGET DE 1876.

M. le directeur présente à la commission les chapitres additionnels au budget de 1876.

Après avoir délibéré, la commission est d'avis de fixer, conformément aux propositions de M. le directeur :

| | |
|---|---|
| Les recettes supplémentaires à . . . . . | 82,811 f. 03 |
| Les dépenses supplémentaires à . . . . . | 15,900 » |
| Et par suite, l'excédant de recettes à . . . | 66,911 f. 03 |

Le document présenté par M. le directeur-médecin est établi dans des conditions que les circonstances actuelles justifient pleinement et peut être envoyé à M. le Préfet pour être approuvé par le Conseil général.

A propos du crédit de 10,000 f., M. le directeur soumet à l'examen de la commission, le plan et le devis que M. l'architecte lui a retournés, après les avoir complétés. La commission trouve ce travail bien établi, mais demande qu'il n'y ait pas de communication directe, entre la laiterie et l'atelier d'épluchage, que la porte de la laiterie soit ouverte à la place de la fenêtre du Sud, que le cabinet d'aisances ne communique pas avec les deux parties de bâtiments qui lui sont contiguës, et que le siége de ce cabinet soit placé plus sur le devant, l'espace qui restera derrière, pouvant être isolé par un cloisonnement, communiquer avec l'atelier d'épluchage et servir de placard.

### BUDGET PRIMITIF DE 1877.

M. le directeur soumet ensuite à la commission le budget primitif de 1877 et l'accompagne, conformément aux instructions :

1° De l'état des consommations présumées pour la gestion-matières de l'économe pendant l'année 1877 ;

2° D'un exemplaire du régime alimentaire;

3° D'une note de développement des revenus en nature ;

4° D'un cahier d'observations à l'appui des recettes et des dépenses et dont il donne lecture.

Après avoir entendu la lecture des documents qui lui sont présentés et en avoir délibéré, la commission émet un avis favorable à toutes les propositions de M. le directeur, dont elle maintient les chiffres, sauf celui de 50,000 f. inscrit aux dépenses extraordinaires. Convaincue que cette somme ne peut être utilement employée, que si le département y joint une subvention au moins équivalente, et espérant que le Conseil général ne retardera plus l'exécution de travaux qui s'imposent comme une question d'humanité, la commission, sur la proposition de l'un de ses membres, émet aussi l'avis qu'il y a lieu d'inscrire dans la colonne qui lui est réservée :

1° Une recette extraordinaire de 50,000 f. sous cette désignation : Versement présumé par le département d'une subvention pour les premiers travaux de reconstruction du quartier des hommes;

2° Et comme dépense extraordinaire, 100,000 f. avec la même affectation.

Et elle fixe, en conséquence, les recettes et les dépenses, tant ordinaires qu'extraordinaires à :

| | |
|---|---|
| Les recettes . . . . . . . . . . . . | 401,967 f. 70 |
| Et les dépenses . . . . . . . . . . . | 450,800 » |
| Ce qui donne pour résultat un déficit de . . | 48,832 f. 30 |

(Déficit qui sera couvert par l'excédant des chapitres additionnels de 1876, qui est de 66,911 f. 03.)

Quant aux considérations que M. l'architecte fait valoir dans une lettre dont il est donné lecture, sur les meilleures dispositions à prendre pour la marche des premiers travaux projetés, la commission en délibérera au plus tôt, après que le Conseil général aura voté la subvention demandée.

Ainsi délibéré, les jour, mois et an que dessus et ont signé les membres présents.

Signé : MESTAYER, J. GUINOYSEAU, L. SORIN, BAILLY.

ANGERS IMPRIMERIE P. LACHÈSE, BELLEUVRE ET DOLBEAU.

www.ingramcontent.com/pod-product-compliance
Ingram Content Group UK Ltd.
Pitfield, Milton Keynes, MK11 3LW, UK
UKHW012040240726
13965UKWH00003B/939